Confissões de um pai doméstico

Capa : *Rita M. da Costa Aguiar*
Imagem de capa © *Léo Martins*
Ilustrações: *Léo Martins*
Preparação: Liege M. S. Marucci
Revisão: Rosemeire Lima e Denise de Almeida

Dados Internacionais de Catalogação na Publicação (CIP)
(Câmara Brasileira do Livro, SP, Brasil)

Batella, Juva
Confissões de um pai doméstico : croniquinhas para Pipoca / Juva Batella.— São Paulo : Editora Planeta do Brasil, 2003.

ISBN 85-7479-704-9 CDD 649.133

Índice para catálogo sistemático:
1. Pais e filhas : relacionamento : Vida Familiar 649.133

EDITORA PLANETA DO BRASIL LTDA.
Alameda Ministro Rocha Azevedo, 346 - 8º andar
01410-000 — São Paulo - SP

Confissões de um pai doméstico

Croniquinhas para Pipoca

JUVA BATELLA

Para Alice
e para Teresa, mãe da Alice,
meus dois amores

Pipoca ali, aqui, pipoca além
Desanoitece e amanhã tudo mudou

Pipoca ali, aqui, pipoca além
Desanoitece e amanhã tudo mudou

Pipoca moderna,
Caetano Veloso e
Banda de Pífanos de Caruaru

NOTA DE ADVERTÊNCIA

Este livro foi escrito dentro da mais absoluta isenção. Todas as referências à Pipoca produziram-se sob a inspiração de um espírito, antes de tudo, crítico e observando-se o mais rigoroso distanciamento. Em outras palavras, este pai que aqui vos fala e escreve não constitui o que se poderia chamar de pai coruja. É verdade. Mesmo.

SUMÁRIO

1

De como Pipoca veio ao mundo

Comunicação aos combatentes e às combatentas, aos navegantes e às navegantas

Pipoca-Lili-Cuinha-Flips desencruou aos 45 minutos do dia 30 de setembro. Nesse dia, além da Pipoca, também estrearam no mundo as óperas *A flauta mágica*, do Mozart, em 1791; *Os pescadores de pérolas*, do Bizet, em 1863; e *Porgy and Bess*, do Gershwin, em 1935. Nasceram, além da Pipoca, o escritor espanhol Unamuno, em 1864; e o escritor Truman Capote, em 1924. Nasceu ainda mais gente: o João, o António, o Cheng Flics, o Robert, a Graziela, a Jane, a Brigite, o Inhãrst, o Jong, o John, a Maria, o Juan, o Hans e o Tonolulu-Flics e sua irmã.

Nesse dia e nesse ano, retirou-se a Pipoca da barriga de sua maravilhosa mãe e, em 1918, retirou-se a Bulgária da Primeira Guerra Mundial, ambas as retiradas muito tensas e envolvendo bastante sangue. Em 1966, o complexo conhecido internacionalmente por Bechuanalândia torna-se independente, sob o estranho nome de Botsuana. Durante a silenciosa madrugada do dia 30 de setembro, o complexo até então conhecido como "Pipoca-encruada-dentro-da-barriga-de-sua-maravilhosa-mãe" torna-se também, por sua vez, independente, sob o belo nome Pipoca-a-cara-do-pai-trancs.

O dia 30 de setembro de 2002 é dia de lua minguante, dia mundial do tradutor, dia internacional da navegação e dia de São Jerônimo. O parto foi mesmo um parto, como eram um parto as extrações de dente sem anestesia, condição felizmente alterada para melhor nesse mesmo dia 30 de setembro do ano da graça de 1846, há 156 anos, em algum lugar do mundo chamado de Charlestown, onde, pela primeira vez, foi feita uma extração de dente sem dor... Antes, era um parto extrair um dente... Hoje, não. Hoje, apenas os partos são um parto. Tudo o mais é menos que um parto.

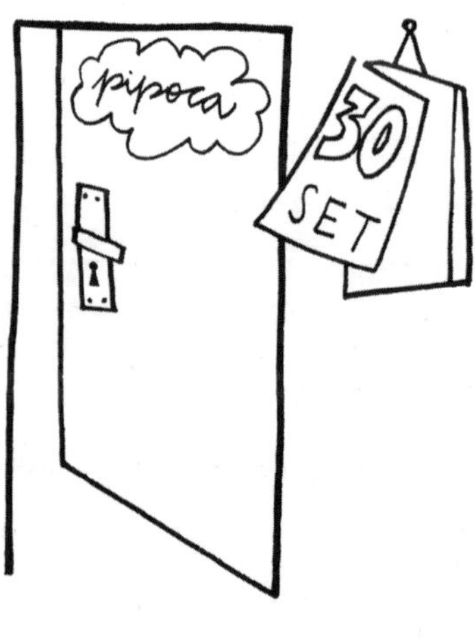

Esse parto durou cinco horas e meia — das 19h15min às 00h45min. A mãe estava como devia: colo do útero com um sorriso de oito centímetros de dilatação. Pipoca é que estava em posição inadequada: de barriga para cima, a mirar a Lua, em vez de quedar-se de barriga para baixo, posição ideal para quem quer sair da toca. Até que o belo-médico-obstetra-J.C.L.A.-o-máximo, em determinado e iluminado instante, depois de algumas curvas e de outras ousadas manobras com a sua incrível-mão, anunciou, belo, cheio-de-si-e-de-sangue: nasceu.

Pipoca-Lili-Cuinha-Flips nasceu de parto normal — e-por-um-triz-que-quase-foi-uma-cesariana. O pai-trancs — permanecendo trancs por todo o tempo, chegando, inclusive, ao cúmulo de levar um livrinho para a sala de parto — foi como que ligado à tomada ao ver a filha saindo qual um coelho de cartola do corpo da maravilhosa e bela mãe, indo para as mãos do belo-médico-obstetra-J.C.L.A.-o-máximo e aterrissando na mesinha do pediatra-A.V.-sereno-fantástico, que a limpou, desentupiu, esquentou e abençoou. O pai-trancs, trêmulo qual um bambuzinho na tempestade, chorou tanto e tanto se congestionou que quase se afoga naquelas máscaras brancas usadas para conter a respiração — as chamadas máscaras-brancas-usadas-para-conter-a-respiração.

Depois, foram mais quarenta minutos para a retirada total da placenta e a alta-costura dos pontos. Depois, foi o banho, depois, foram os olhares, depois... Ah, depois...

2

Das primeiras impressões

Investigação de maternidade I

— Nossa!, mas é a cara do pai! — disse o padeiro.

— Meu caro, é a sua cara! — disse o jornaleiro.

— Eu não sei se é a minha cara, sei apenas que ela é linda — e fiz cara de bobo.

— Ela é muito simpática — disse a mãe, a bela-mulher-de-quem-roubo-beijos. — Muito, muito, muito simpática.

— Simpática, mulher?! Você disse simpática?! Ela é maravilhosa!

— Você diz isso porque é o pai e porque é coruja...

— Eu não sou coruja, estou sendo neutro...

— Sei — disse ela, baixinho.

— Estou sendo isento...

— Sei...

— Leia a nota de advertência que abre este livrinho e você verá...

E, então, Pipoca-Lili-Cuinha-Flips, a nossa Pipoca-que-não-éapenas-simpática-mas-linda-e-maravilhosa, fez Huuummmaaaiii!!!... e a sua bela-mãe, mulher-bonita-e-cheia-de-encantos, arrematou:

— Ela não é uma coisa?

— Uma coisa de linda... É o que você quer dizer?

— Uma coisa de simpática... Olhe, a cabecinha dela ainda está achatadinha...

Achatadinha? Eu precisava defendê-la, à minha Pipoca:

— A cabecinha achatada é devido ao fato de o parto ter sido do tipo svluuuncs... normal!

— Pois eu sei — continuou a mãe. — Eu estava lá... Essa justificativa, no entanto, não chega a desachatar a cabecinha dela...

— A Pipoca é linda, mulher! Linda! Isso é óbvio como o Sol!

— Ela é a sua cara — disse a bela-e-supimpa-mãe-gatinha. — Já de mim não tem nada. Pipoca nem parece minha filha... — e me deu um beijo de boa-noite na boca.

Sonhei com a Pipoca sendo a minha cara e ao mesmo tempo linda. Em seguida, ainda dentro do sonho, entendi: ela é a minha cara, sendo a cara em questão a minha carinha de menino-fup recém-nascido. Depois que acordei, fui verificar nos álbuns da família-trancs: eu não era lindo, mas era uma coisa de simpático...

3

Do que faz um par de olhos azuis

Investigação de maternidade II – Segundas impressões

— Ela tem olhos azuis...

— Olhos azuis, azuizinhos... Ou azulzinhos, sei lá...

— Gente, a sua filha tem olhos azuis mesmo, não é de mentira, não... Da cor do céu.

— Sim, azuis, definitivamente azuis.

— E ainda por cima de olhos azuis... Puxa! Vocês, hein, fazendo filha de olho azul e tudo...

— Tudo bem, tudo bem, ela é mesmo uma gracinha... Mas e esses olhos azuis?...

— O quê! Olho azul! Não faltava mais nada!

— Benzinho, benzinho! Venha ver! A filha deles nasceu de olho azul! Ai, ai...

— Ah, isso depois muda...

— Muda, nada! Azul desse jeito...

E patati e patatá e patati e patatá, puxei a bela-e-supimpa-mãe-gatinha para um canto e fofocamos (eu na verdade queria beijá-la). E, sozinhos naquela maternidade, rodeados por milhares de pessoas, entreolhamo-nos a pensar nos olhos azuis de nossa Pipoca, azuis como os céus de Lisboa. Entreolhamo-nos à cata de nossos próprios olhos e dos olhos dela nos nossos. Cadê? Somente olhos negros, ciganos olhos, impenetráveis olhos pretos dentro da noite escura. (E eu querendo beijá-la; e ela querendo me beijar.)

— Eu não lhe disse? — disse a mulher amada, mulher-bonita-e-cheia-de-encantos. — Eu não lhe disse que ela não é minha filha? Sua eu sei que é, porque é a sua cara: simpática, simpática, mas minha, hum... não sei, não.

— Mas ela saiu de você, mulher... Eu estava lá, eu vi. Leia a primeira croniquinha. Está tudo lá.

— Eu sei, eu li a primeira croniquinha, todo o mundo leu a primeira croniquinha... Mas hoje em dia... Se calhar, trocaram aqui mesmo na maternidade.

— Trocaram e nos deixaram uma Pipoca que é a minha cara...

— Não sei. De todo modo, se trocaram, eu é que não destroco mais.

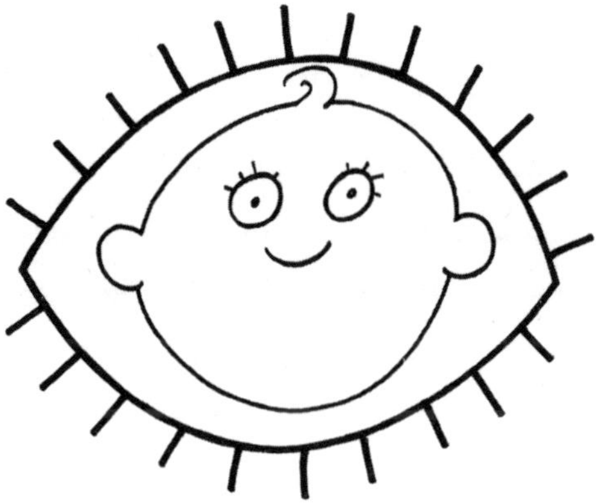

— Nem eu.

E assim ficou decidido: decidimos, muito sérios, doidos de vontade de voltar para casa.

— E esses olhos azuis? Como é que vocês explicam isso?

Decidimos também que responderíamos: "Estamos investigando" à pergunta sobre a origem dos olhos azuis, azuis como os céus de Lisboa, de nossa Pipoca-Lili-Cuinha-Flips.

— Estamos investigando, minha senhora, e estamos próximos da solução. Trata-se — como desembestei a dizer a torto e a direito e aos quatro ventos — de um tio português da minha mulher, um tio do século XII, do alto Alentejo, em meio aos campos verdes e amarelos salpicados de oliveiras... Temos dele, inclusive, ótimas fotos.

Foi, contudo, a minha mãe, a vovó-Birigüinha-elegante e-justinha, dona de uma das duas melhores creches do mundo, quem apontou uma provável solução:

— O seu tio, meu filho, o seu tio Eros, que se foi para sempre e se foi novinho, ele tinha olhos azuis! — e mostrou-me, feliz, feliz, um pouco triste também de estar a ver a imagem de seu irmão, Eros, as fotos em preto e branco em que poderíamos ver claramente a cor azul dos olhos azuis dele.

— Mas onde está o tio Eros, minha mãe?

— Lá, meu filho, veja! Lá no fundo! — e apontou-me, radiante, a cabecinha de Eros, na última fileira de uma turma de setenta e sete alunos.

— ...

Continuamos investigando.

4

Das amigas do peito & dos amigos da bomba

Ou "... no princípio era o leite"

— Não adianta mesmo? Isso quer dizer que a Pipoca não quer? É isso? — perguntei, ainda sem saber quase nada da Pipoca e sem saber quase nada de mim como pai-trancs.

— Não, não adianta. Faz dois dias que a gente tenta. E ela simplesmente se irrita — disse a mulher-bonita-e-cheia-de-encantos. — Ela não tem paciência para tentar aprender a sugar nem para tentar encontrar o melhor jeito de sugar.

— Pipoca é imediatista? É isso?

— Imediatismo é usar essa palavra agora, quando ainda nem saímos da maternidade... Eu não a usaria... E também é muito comprida para o tamanhinho dela... De todo jeito, ela quer o leite da maneira mais fácil. E o peito, para ela, é a maneira mais difícil.

— Eu mal a conheço... — e, macambúzio, suspirei.

— Você vai conhecê-la como ninguém... Espere até a última croniquinha e você verá... — disse ela, para me agradar. E agradou. Aproveitei para beijá-la, e continuamos na luta.

Pipoca, contudo, não dava a menor bola para o peitãobonito (tão bonito...) da bela-e-supimpa-mãe-gatinha. Permanecia aos berrinhos... aos berrinhos... e sem conseguir mamar uma gota sequer de leite. "Uma Pipoca imediatista e famélica...", pensei, suspirativo. Apresentamos a ela a mamadeira mamamamamamama. Apaixonou-se. Pipoca-Pipoflex, por ali, sugaria o mundo.

Saímos, enfim, da maternidade. Mal chegamos em casa, e uma amiga consciente e solidária nos emprestou uma bombinha manual de extração de leite. A vida, então, mudou. A bombinha manual não dormia um minuto, os canais lactíferos não paravam de conduzir o leite aos bicos do peito, o peitãobonito (tão bonito...) não parava de pingar, Pipoca não parava duas horas sem mamar, a produção de leite excedia todas as expectativas, chegamos a organizar um estoque organizado, sonhei com rios de leite e comigo mesmo assinando contratos milionários de exportação de leite para todo o mundo... Acordei suado e faminto. Era tanto leite que pingava daquele peitãobonito e daquela bombinha manual, que vivíamos a escorregar em poças de leite pela casa e a recolher formiguinhas obesas e afogadas. Nossa Senhora do Leite!

— Bombeie com o outro braço, mulher! — e eu a ajudava, e eu bombeava também o outro lado com uma bombinha sobressalente, e a vida seguia, láctea como ela só... sendo dividida entre os MOMENTOS-BOMBINHA, os MOMENTOS-NÃO-BOMBINHA e os MOMENTOS-QUASE-BOMBINHA[1], segundo o seguinte esqueminha-trancs:

Esqueminha-trancs:

Conversar com o pai-trancs, ler, ver filmezinho no vídeo (momentos-bombinha); tomar banho, dormir, sair à rua (momentos-não-bombinha); beijar o pai-trancs, receber amigos íntimos, falar ao telefone e comer (momentos-quase-bombinha).

Pipoca, que não queria saber de peito, só de mamadeira mamamamamama, seguia mamando o leite da bela-e-supimpa-mãe-gatinha — crescia e engordava.

[1] Os MOMENTOS-QUASE-BOMBINHA são caracterizados por uma atenção parcial da bela-e-supimpa-mãe-gatinha às duas atividades em questão: a atividade-de-bombear-ela-mesma e a atividade do momento. A extração de leite realizada durante os MOMENTOS-QUASE-BOMBINHA é **significativamente** menos produtiva, mas ainda assim **significativa** se levarmos em conta a soma, ao final do dia, de todos os MOMENTOS-QUASE-BOMBINHA vividos com êxito (grifos nossos).

Mas ainda havia o desejo materno de que Pipoca pegasse aquele peitãobonito e mamasse diretamente da fonte.

— E se chamássemos uma amiga do peito? — perguntou a bela-mulher-de-quem-roubo-beijos.

Chamamos.

A simpática amiga do peito chegou à nossa casa pelo meio da tarde e se deparou com o pai-trancs escrevendo croniquinhas, a mulher-bonita-e-cheia-de-encantos envolvida em questões jurídico-intelectuais, Pipoca revezando o olhar entre o teto e as suas próprias mãozinhas, Schubert improvisando ao piano, uma chuvinha leve pipocando lá fora e paz, paz, paz.

— Vocês não precisam de mim... — disse ela, mal chegando e já sorrindo. — Eu esperava encontrar uma casa no caos, de pernas para o ar, cheia de avós e tias e cunhadas e avôs e tios e cunhados e também vizinhos e crianças aos berros e todos comendo docinho e bebendo refrigerante e tentando fazer a...

— Pipoca — completei.

— ... todos tentando fazer a... Pipoca... mamar.

Eu e a bela-mulher-de-quem-roubo-beijos nos entreolhamos e levantamos juntinhos os ombros.

— Vocês não precisam de mim. De todo modo, vamos lá: ela está se alimentando de quê?

— Leite bombeado do peito da mãe — disse eu, já pensando em minha teoria-do-pai-lactante-ou-nutriz.[2]

— Mas no peito ela se irrita e chora e larga — disse a mulher-bonita-e-cheia-de-encantos um pouquinho triste, mas só um pouquinho triste.

Depois de muita conversa, na quietude do quarto e sob o olhar vigilante de Pipoca-Pipoflex, a amiga do peito, meu peito, seu peito, nosso peito, nos ensinou o sistema do microcanudinho, cuja primeira extremidade deveria ser colocada mesmo ao lado do bico do peito da mãe, paralela ao bico, e a segunda mergulhada em uma mamadeira com leite já previamente extraído através da bombinha.

Teoricamente, então, Pipoca sugaria o peito e também o microcanudinho, por onde o leite, de fato, sairia, uma vez que Pipoca não sabe sugar do peito porque não tem paciência para aprender a sugar do peito. Teoricamente, então, Pipoca iria saciar-se com o leite que viria pelo microcanudinho e não se impacientaria tanto, dando tempo ao tempo e, assim, aumentando as possibilidades de aos poucos aprender e apreender a dinâmica e a anatomia do peitãobonito de sua bela-e-supimpa-mãe-gatinha. Só faltava combi-

2 | Ver, a esse respeito, a próxima croniquinha: Da teoria da amamentação paterna.

nar tudo com a Pipoca, o nosso pedacinho-fup-amado-pipoquento-e-flutuante...

Agradecemos à amiga do peito e iniciamos os trabalhos.

Depois de duas horas, suados os três, emaranhados os três no microcanudinho e bêbados os três de leite, fundamos os três, agora sócios em três partes iguais, o pai-trancs, a mulher-bonita-e-cheia-de-encantos e Pipoca-Lili-Cuinha-Flips, com invejável convicção e cheios de boa-fé, a *Associação Amigos da Bomba*, sem fins lucrativos.

5

Da teoria da amamentação paterna

Ou a formação dos biquinhos

— Eu tenho uma teoria — disse eu, uma taça de vinho à mão, em meio a uma reunião íntima e massageando com peninha o braço direito dormente da bela-e-supimpa-mãe-gatinha-exausta-de-bombear. — Chamo-a de "A teoria-do-pai-lactante-ou-nutriz", que pode ser descrita da forma a seguir.

Com vistas a um melhor equilíbrio de todo o sistema conceptivo-procriativo-educativo dos mamíferos, deveria ficar sob a incumbência do macho, e não da fêmea, toda a tarefa da amamentação, que seguirá da seguinte maneira o seu curso. Vejamos: logo após a concepção, o corpo da mãe já começará a mostrar sinais de que está passando por uma profunda modificação. Tudo acontecerá conforme já conhecemos, com exceção da estrutura lactífera, que não será mais acionada, ficando os seios femininos (no caso dos humanos) unicamente reservados à sua benfazeja função estético-excitante-relaxante.

A gravidez ocorrerá normalmente, bem como o nascimento, que se dará também segundo os métodos que até agora se aplicam. O macho, durante toda a gravidez da fêmea e por inúmeras razões, as mais diversas, não sofrerá uma única mudança em sua anatomia. Tudo seguirá como vem seguindo, sendo a natureza bastante sábia (e podendo ser ainda mais). Ao macho caberá, no entanto, e ele sabe disso, a tarefa da amamentação. Trata-se de uma teoria verdadeiramente revolucionária.[3]

— E como o organismo do macho irá "saber" que a criança nasceu e que ele deve começar, então, a produzir o material lácteo e a formar lá os seus biquinhos? — perguntam em coro os padrinhos da Pipoca, enquanto concordam, com um movimento de cabeça, os demais amigos íntimos, todos muito íntimos.

3 Caso a teoria-do-pai-lactante-ou-nutriz fosse uma realidade, o mundo seria outro. Rogo ao delicado leitor e à delicada leitora uns segundos de pura simulação: o mundo do trabalho envolvido com longas licenças-paternidade e curtas licenças-maternidade, as mulheres substituindo os homens que estarão em casa, lacteamente ocupados, a massagear os seus biquinhos doloridos, o sistema político mundial, subitamente abalado em sua sisudez, pedindo um chefe de Estado a licença dos demais para, em meio a uma grave reunião da equipe econômica, colocar o peitinho ou peitão para fora, como outrora faziam as mulheres, e começar, filhote ao colo e fraldas à mão, a difícil, mas bela, tarefa da amamentação, seguida dos tapinhas para o arrotinho final, findo o qual a reunião voltaria lentamente a seu curso, as decisões para a guerra subitamente postas entre parênteses, toda a força, a macheza e a potência das sociedades humanas interrompidas por um breve instante: o tempinho de uma mamada – breve, curto e simples, mas breve, curto e simples o suficiente para transformar profundamente a face e o ritmo do mundo. (Texto de abertura, ainda em fase de acabamento, para a campanha do AP do PT – Amigos Pais do Peito-Trancs.)

— Esse é justamente o centro nervoso da teoria-do-pai-lactante-ou-nutriz: o momento da transformação. — E prossegui: — O organismo paterno (falemos agora somente dos humanos e das humanas) precisa ser biologicamente estimulado a produzir leite e a formar lá os seus biquinhos. Claro que, para isso, não bastará estar o pai a assistir ao parto ou estar o pai apenas ciente de que seu filho ou filha nasceu. A teoria, caso se baseasse apenas nessas parcas condições de estímulo meramente intelectual, geraria inesquecíveis constrangimentos. Imagine um homem assistindo ao parto de uma criança que não seja a sua (caso dos médicos partejantes, anestesistas, assistentes); imagine um pai em meio a uma viagem ou a uma reunião de trabalho, ou mesmo de lazer, durante a qual seja informado do nascimento do filho ou da filha: esses homens começariam, então, imediatamente a produzir leite e a formar lá os seus biquinhos?... Não. O mundo se nos apresentaria por demais engraçado e confuso, e poucas coisas sérias podem ser levadas adiante em um mundo assim. Esse não seria um mundo-trancs. Seria um mundo-barrancs, por demais barrancs...

— A teoria-do-pai-lactante-ou-nutriz não tem esse furo; é uma teoria redondinha e coesa. Vejamos — e concluí, cheio de sorrisos —: o organismo masculino será, enfim, quimicamente informado de que deve começar de imediato a produzir leite e a formar lá os seus biquinhos — prossegui, convicto, sob o silêncio íntimo dos amigos — no exato momento em que o pai ingerir, ali mesmo na maternidade, totalmente crua ou, mais tarde, em casa, com calma e à milanesa, a placenta.

Eram todos amigos íntimos...

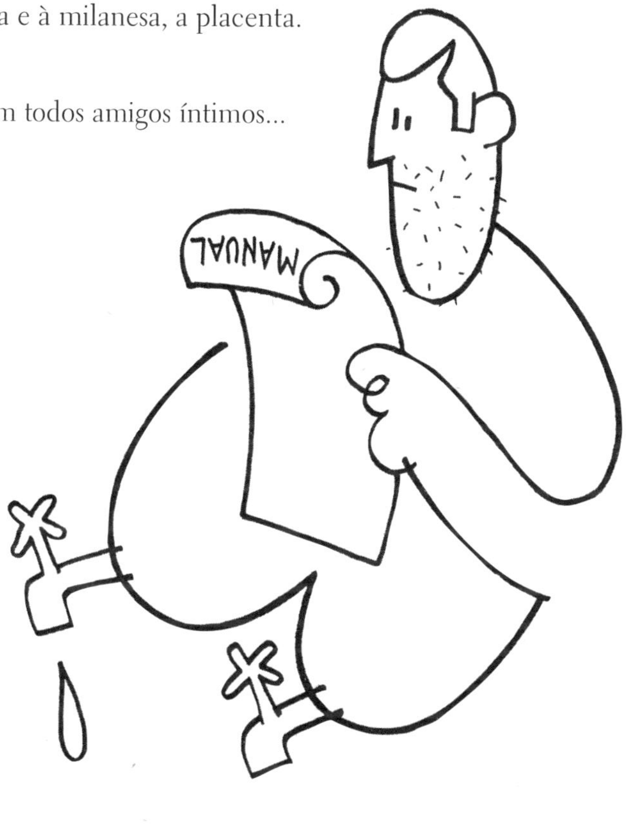

6

Da origem do nome "Cuinha"

Ou a crise de identidade

A origem do nome "Cuinha" é ainda incerta. Sabe-se que o termo foi primeiramente pronunciado pela vovó-Picãozinho-charmosa-e-faceira, conhecida como a que faz de tudo, de bacalhaus a babadores, de livros de música a sapatinhos de crochê.

— Ê, Cuinha!... Ô, Cuinha!... — disse ela, toda carinhos, a carregar a Pipoca nos braços, em um belo e azul dia. — Ô, Cuinha!... Ê, Cuinha!... — voltou a cantar a vovó-Picãozinho-rapidinha-e-elegante, autora do melhor arroz de tamboril de todo o Ocidente.

E eu, que não posso me deparar com alguma maluquice que já me assanho, pedi-lhe:

— A vovó-Picãozinho poderia ser mais clara? — e lhe perguntei o que era aquilo: "cuinha".

— Vem de "picuinha" — disse-me ela, sem olhar para mim e

sem olhar para ninguém, pois a prendadíssima vovó-Picãozinho só tem olhos para a Pipoca, a sua Cuinha. — Ê, Cuinha, ô, Cuícha, ê, Cuchiquinha!... — disse a avó, lépida e fagueira, e o mundo poderia até ruir-todo-ele que não era nem com ela e nem nada.

— Mas você não sabe que "picuinha" quer dizer uma coisa assim, meio chatinha, irritante e repetitiva?... — provoquei, enquanto espremia uma laranja-lima para a Pipoca.

E quem disse que a vovó-Picãozinho-toda-charmosa-e-faceira — diretora-presidente-e-sócia-fundadora de uma das duas melhores creches do mundo — ouviu alguma coisa? Repetiu apenas:

— Ela, a nossa Cuícha, Cuichinha, é a Cuinha, é a Cuinha, ora... a Cuinha, Cuchiquinha...

Pois. O nome "Cuinha" permaneceu; permaneceu a tal ponto que não mais chamávamos a nossa Pipoca de "Pipoca", mas apenas de "Cuinha". A mãe, mulher-bonita-de-quem-roubo-beijos, manifestou preocupação:

— Isso está mesmo ficando sério... "Cuinha" já virou nome. Ela vai crescer achando que se chama "Cuinha", e o nome dela, "Pipoca", lhe será estranho. Isso está ficando mesmo sério — disse ela, interrompendo a sua leitura e, ao mesmo tempo, não interrompendo a sua leitura.

Sugeri cautela, atenção e perseverança no sentido de diminuirmos a incidência do chamamento "Cuinha", aumentando na mesma medida a do chamamento "Pipoca".

— Insistamos no nome "Pipoca" — disse eu, e pedi um beijo. Não ganhei, e resolvi, então, fazer um suco de kiwi.

Começamos o dia seguinte referindo-nos à Cuinha, para a vovó-Picãozinho, como sendo "a Pipoca" e, por fim, depois de muito vai-e-vem e de uma boa posta de bacalhau seguida de ovos moles, manifestamos a nossa preocupação com o fato de Pipoca poder, um dia, achar que se chama "Cuinha" e não "Pipoca".

— Talvez devêssemos, mãe — disse a mulher, com jeitinho, cheia de encantos e de dedos —, não a chamar mais de "Cuinha"...

A pequena e elegante vovó-Picãozinho-toda-charmosa-e-faceira não disse nada, apenas continuou a balançar a Pipoca nos braços, a sorrir com todos os seus dentes para a Pipoca, a olhar inteiramente apaixonada para a Pipoca e a encostar a sua bochechinha de vó na redonda bochechinha da Pipoca. Vovó-Picãozinho não comentou a nossa preocupante preocupação e apenas mudou de assunto, passando do assunto "Pipoca esfregando os olhos" para o assunto "Pipoca prestes a se sentar".

No início do dia seguinte, fui levar Pipoca-Flip-Flops à casa da vovó-Picãozinho, uma das duas melhores creches do mundo, uma das duas mais completas, uma das duas mais bem equipadas creches do mundo, onde muito se aprende, muito se ensina e muito se come. Deixei-as conversando, animadíssimas, e fui embora, não sem antes escutar, de longe, o início das brincadeiras: Pipoca fazendo Huuummmaaaiii!!!... que vem a ser um ensaio para um futuro Maaauuunnncshiiizzz!!!, e vovó-Picãozinho fazendo caretas e chamando-a, em alto e bom som:

— Minha ex-Cuinha!... Ê, minha ex-Cuinha!... Ô, minha ex-Cuinha da vovó!...

Balancei, resignado, a cabeça.

— Cuinha, meu amor, veio para ficar — disse eu, assim que cheguei, à mulher-bonita-e-cheia-de-encantos, e dessa vez não pedi; roubei-lhe um beijo.

7

Do significado do nome "Cuinha"

Uma deambulação mediterrânica

Decidi ir ao dicionário, dessa vez para valer.

— O que você quer dizer com "dessa vez para valer"? — perguntou-me a mulher-bonita-e-cheia-de-encantos, enquanto cortava as unhas da Pipoca, dava uma mamadeira de água de coco para a Pipoca e interrompia a sua leitura de alguns pedaços da Lei nº 10.406/02, também conhecida como o Novo Código Civil, tudo ao mesmo tempo sendo feito, e muito bem-feito, na nossa rede rosa.

— Da outra vez, eu não tinha ido para valer, ora...

— E da outra vez você tinha ido aonde?

— À minha memória — e eu nada mais disse, lembrando-me da croniquinha em que eu provocava a vovó-Picãozinho, dizendo-lhe que "picuinha" era uma coisa assim, meio chatinha, irritante e repetitiva... Eu estava mesmo preocupado com aquele possível significado de "picuinha", e fui à luta. Segundos depois, gritei, aliviado, feliz e quase emocionado:

— Mulher, o sentido de "picuinha", afinal, não é "coisa chatinha, irritante e repetitiva", como eu havia pensado, mas sim, olhe que poesia!... que senso de poesia teve a sua mãe, ao nomear o nosso pedacinho-fup-amado-pipoquento-e-flutuante de "Picuinha" e, em seguida, como natural apelido abreviatório: "Cuinha"...

Eu nem conseguia ler o verbete. Tão animado estava com aquele significado novo e mil vezes imprevisto que só li a primeira acepção.

— Qual o sentido, homem-bonito? — perguntou-me a mulher-cheia-de-encantos, ansiosa, com a Lei numa mão e uma mão da Pipoca na outra.

— Veja isto — e fiz voz de poeta —: "Picuinha: o primeiro pio das aves"... Não é maravilhoso?

E ela sorriu, disparou um beijo pelo ar e voltou à Lei, às unhas de Pipoca, à água de coco e aos baloiços da rede rosa.

Quanto a mim, eu também já estava longe. Estava nalgum ponto do litoral mediterrânico, com a barriga cheia de vinho, peixe e azeite, regressado do banquete em que todos são iguais, ao resguardo de uma árvore, assistindo ao surgimento da alvorada, cujos dedos róseos mal tocavam ainda a terra, pensando em minha Pipoca-Lili-Cuinha-Flips — conhecida como a menina dos olhos azuis de Eros, o deus do amor —, em minha Pipoquinha, Pipocuinha, em minha Picuinha, qual fosse um passarinho verdinho olhando para mim do ninho, ao mesmo tempo que ouvíamos todos, com deleite n'alma, a picuinha das aves.

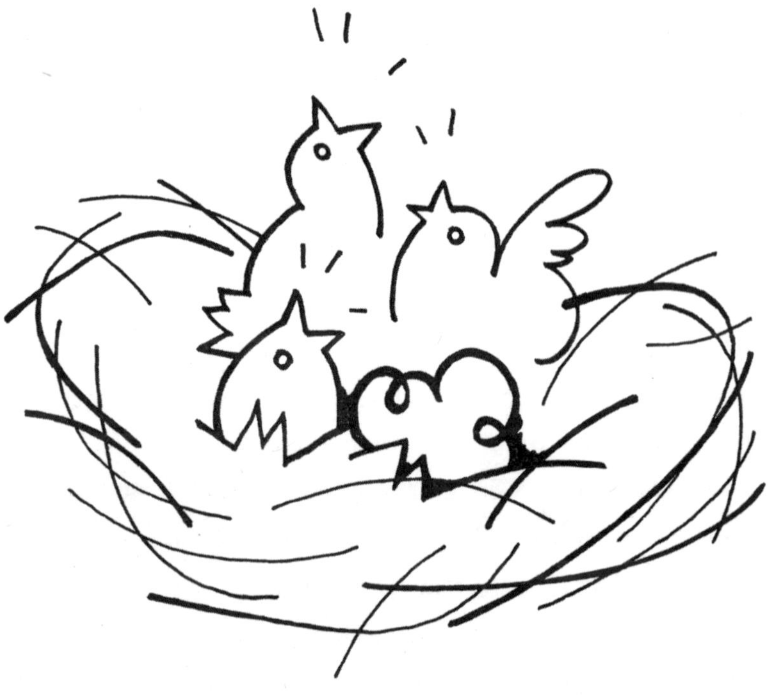

8

De coquitos e umbigos

Ou de como não se deve usar um cotonete no coto da neta

Como é que eu vou contar isso?

A nossa Pipoca-Pipoflex, na verdade uma Pipoquinhazinha muito da pequenininha flip-flip, não tinha ainda uma semana de vida quando veio, enfim, aquilo que mais dia menos dia acabaria por vir: aquele temidíssimo e sonhado cocô gigantesco, onipresente, abundante e envolvente — um cocô nunca antes visto, um cocô não previsto por nenhum fabricante de fraldas, não contemplado por qualquer manual para pais iniciantes, não presente em nenhum livro, não mencionado em um único cursinho pré-natal e jamais referido em alguma consulta pediátrica do sereno-e-fantástico-A.V.

O cocô, também chamado coquitos ou coquitão, envolveu Pipoca da ponta da cabeça-achatadinha à ponta dos pés-já-grandinhos. Gritei, então, um belo e sonoro socorro para a bela-mulher-de-quem-roubo-beijos, que, acudindo imediatamente após doze minutos, me encontrou debruçado sobre a Pipoquinhazinha, que, tadinha, mal conseguia mexer-se em meio àquele — digamos... — contexto.

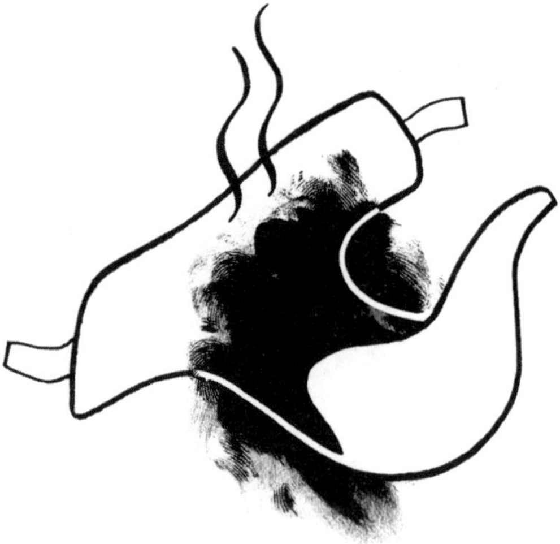

— O que é que você está fazendo, homem-bonito? — perguntou a mulher.

— Nem me pergunte, nem me pergunte... Nem me pergunte, que eu nem lhe respondo... — eu tinha cocô, ou coquitos, ou coquitão, até na orelha e nem conseguia respirar (com o nariz).

E, quando a mulher-bonita-e-cheia-de-encantos percebeu que eu, depois de ter limpado Pipoca assim assim, estava tentando, com um palinete, ou cotonete, remover todo o coquito presente em cada uma das inúmeras reentrâncias do complexo conhecido como umbigo-da-Pipoca-ainda-sob-a-forma-de-coto, ela sorriu aquele sorriso que somente as mulheres sorriem — sábias como só elas sabem ser — e, sem titubear, cambalear, vacilar nem hesitar, fez o que deveria ter sido feito desde o início: telefonou para a mãe, a vovó-Picãozinho-rapidinha-e-elegante.

Que, rapidinha, em doze minutos chegou, tirou Pipoca de minhas mãos cheias de cotonetes, ou palinetes, abriu a torneira do tanque e lá, debaixo d'água, a deixou, deixando também Pipoca's mother and father calados, atentos e pensativos — sabedores de que, um dia, serão, por sua vez, avós e terão, por sua vez, tanques e netos, e terão também inesquecíveis iniciativas e a presença de espírito de jamais confiar em palinetes, ou cotonetes, quando o assunto é cocô no coto.

9

De um barco do tamanho do mundo

Histórias que ainda hei de escrever I

Pipoca, ouça essa historinha: é sobre uma menininha que nasceu em Portugal e, depois, veio para o Brasil com quatro aninhos.

Ela veio para o Brasil de barco, numa viagem que você não pode imaginar, de tão grande e perigosa; em um barco que não era um barco, mas um navio. E um navio é uma coisa tão imensa, tão imensa, que até piscina tem dentro dele, de alguns, e naquele tinha uma bem grande. E como a menininha não podia imaginar que um barco pudesse ter piscina, porque um barco é uma coisa que tem água de todos os lados, mas não no meio dele, ela não acreditou que já estivesse lá dentro, viajando, porque ela era pequenininha e, em nenhum momento, chegou a ver o mar — só vendo à sua frente aquela imensa piscina.

Depois de quatro dias navegando bem no meio do oceano Atlântico (depois eu lhe explico o que é isso...), a menininha perguntou à sua mãe:

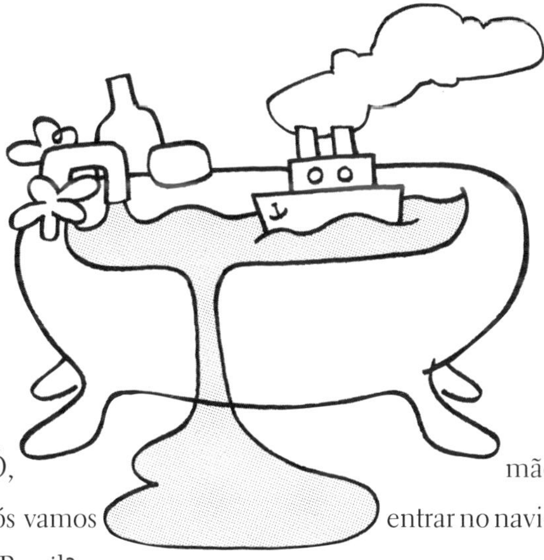

— Ó, mãe, quando é que nós vamos entrar no navio que nos vai levar ao Brasil?

E a sua mãe (vovó-Picãozinho, mãe dela), levando-a para os limites do barco-que-não-parecia-barco, suspendeu-a no colo, apontou com o dedo as águas do mar e, depois, abrindo um dos braços o mais que pôde, tentou mostrar-lhe o mundo todo em toda aquela água, que, naquele instante, era o mar inteiro, ou quase inteiro.

10

Do conto do rabinho

Histórias que ainda hei de escrever II

Vou lhe contar, minha Pipoca-Pipoquinha-Flips, mais uma história da menininha que chegou de Portugal com quatro aninhos.

Os meninos do prédio para o qual ela se mudou com os pais, no Rio de Janeiro, meninos um pouco mais velhos, reuniam-se à volta dela, no pátio, e repetiam sempre a mesma brincadeira. Perguntavam-lhe, em meio a risadas e trocando piscadelas entre eles:

— Ô, garota! Ô, portuguesinha, como é que é o nome disso aqui? — e apontavam o dedo para as próprias bundas. — Como é o nome disso aqui, ó? — e também apontavam para a bundinha dela.

A menininha, tentando não errar e tentando não fazer cara de choro, respondia-lhes, muito séria, muito compenetrada:

— É rabinho.

E pronto: eles rebentavam na gargalhada.

— Como é o nome disso aqui? Isso aqui, ó! — e batiam mais forte nas próprias bundas.

— Rabinho, rabinho! — ela repetia, nervosa, e não entendia por que é que riam tanto assim. E como riam.

— Não é nada disso, sua burra! Portuguesinha burra! — dizia o mais velho, o chefe. — É poupança!

E todos repetiam:

— Poupança! Poupança!! Poupança!!! — e riam e riam.

E a menininha se afastava correndo, pegava o elevador já com os olhos molhados, subia chorando para perto da mãe e lhe perguntava:

— Ó, mãe, o que é poupança?

A mãe a sentava num banquinho e, com paciência, ensinava:

— Minha filha, poupança é aquele lugar onde você guarda o seu dinheirinho...

E a menininha, toda confusa, voltava a molhar os olhos.

Essa menininha que chegou de Portugal com quatro aninhos é a sua bela-e-supimpa-mãe-gatinha, um pouquinho mais velha que você. Agora, vamos tomar sopa...

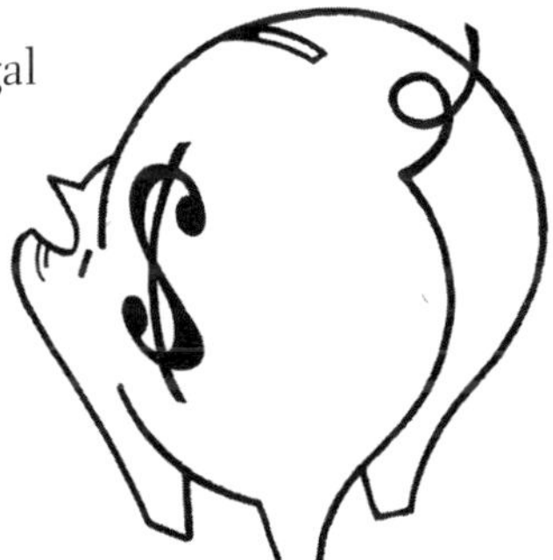

Ai, ai... Nossa Senhora da Sopa...

11

Da sopa feroz

A croniquinha que deu origem à série

"Supersopa, tão verde e tão rica,
esperando na quente terrina!
[...]
Quem não daria tudo só para um pouco
da simples supersopa?
Um pouco da simples supersopa?
Su-uper-so-opa!
Su-uper-so-opa!
So-opa da no-oite,
Super, sUPERsOPA!"

Supersopa, tão verde e tão rica,[4]
Lewis Carroll

Enquanto preparava a sopa, eu a pus na cadeirinha, ela olhando... olhando... nem quis saber dos brinquedinhos que eu dei-

[4] Veja agora, Pipoca, como é que se faz uma nota bibliográfica (depois eu lhe explico essa coisa cri-cri...): BLOOM, Harold (org.). Contos e poemas para crianças extremamente inteligentes de todas as idades, v. 1. Trad. José Antonio Arantes. Rio de Janeiro: Objetiva, p. 115.

xei lá na cadeirinha, ela olhando, concentrada... então eu botei tudo na panela, depois de bater no liquidificador, e ela me viu colocando tudo na panela e fez um muxoxo, e eu pensei: ih... aí eu despejei a sopa morninha na cumbuca da Pipoca, e ela simplesmente, depois de encarar a cumbuca, gritou Huuummmaaaiii!!!... e começou a chorar, e o choro foi esquentando, ficando mais forte, e então eu a peguei, coloquei-a no colo e a levei para o quarto, onde ficamos os dois diante do espelho a rir!, a rir!, a rir!, e eu pensando: pronto!, consegui fazê-la esquecer-se da cumbuca; então decidi sair do espelho e voltar para a cozinha... e, quando eu entrei na cozinha com ela ao colo, ela disparou novamente no choro, e eu disse: não!, não!, não!, nós vamos comer essa sooooooooooopa agooora!, isso, isso, isso!, menina bonita come sopa de cooooolher!, sua mãe me pediu que tentaaaaaaaaasseeeee!! Uau!!, vamos lá, Pipoca!, Pipoflex!, mas ela começou a berrar tão alto que meus ouvidos sentiram, pobres, e eu tomei coragem e peguei na colher, e, quando eu peguei na colher e aproximei a colher da Pipoca, ela se jogou para trás, esticou as pernas e berrou! mais alto!, e eu encostei, apenas encostei... a colher na boca de nossa Pipoca amada, mil vezes amada do coração, e ela virou a cabeça!, virou a cabeça, como se me dissesse: nunca!, nunca!, nunca! vou comer de colher a essa hora da noite, onde já se viu! (eram 19h, e daí?), uma bronca

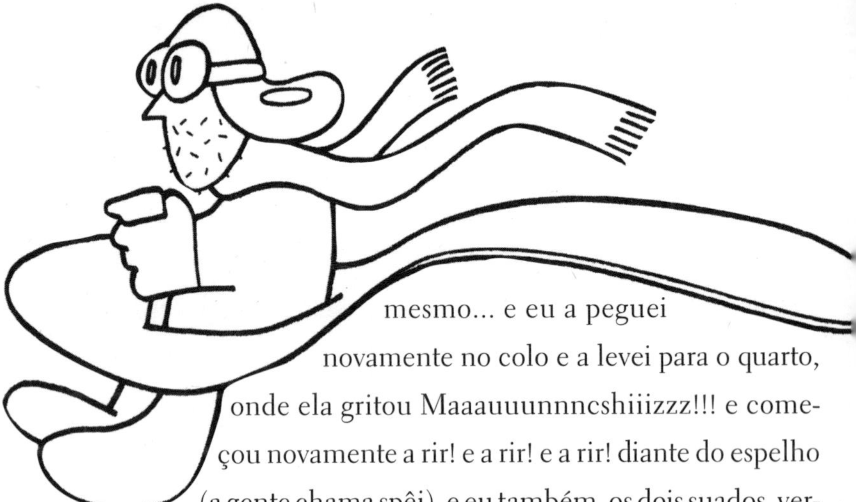

mesmo... e eu a peguei novamente no colo e a levei para o quarto, onde ela gritou Maaauuunnncshiiizzz!!! e começou novamente a rir! e a rir! e a rir! diante do espelho (a gente chama spêi), e eu também, os dois suados, vermelhos e, de algum modo, cúmplices, ali, diante do spêi, ela sabendo o que eu queria, e eu sabendo o que ela não queria, e, depois de darmos os dois boas gargalhadas na frente do spêi, eu a levei novamente para a cozinha, e no meio do caminho ela foi ficando séria, foi ficando séria e carrancuda, e, quando eu me sentei no banquinho e peguei a colher, ela mais uma vez disparou no berrô, no berrô, no berrô que o gato deu, uau!, e não havia nada mais que a fizesse parar, e eu pensei: preciso preparar urgentemente a mamadeira plus, e então eu a coloquei no cercadinho-segurança-máxima e ela continuou, dessa vez aos berros (motor-Pipoca-de-arranque), e eu refiz a sopa na versão mamamamamama, toda caldos... e a coloquei no sofá da sala, bem aconchegadinha, e ela olhou para a mamamamamama e sorriu... sorriu lindamente, e eu então, flips!, comecei um processo que eu conheço tão bem, e faço tão bem!... com o qual me dou tão bem... e ela, cúmplice totalmente dessa vez, me acompanhou, pegando na minha mão com a sua mãozinha plumps, e lá fomos os dois juntos ao longo de todos aqueles miiiiiiliilliiiiiitros, ao fim dos quais ela, docemente, como um anjinho, dormiu...

É assim que se dá sopa...

12

Do ataque ao Bu-Bu

Pobre Bu-Bu...

Pipoca-Lili-Cuinha-Flips foi hoje à casa da vovó-Birigüinha-doce-como-quê, a avó que dá muitos beijos e beijos e será conhecida como a avó que dá muitos beijos e beijos. Foi a senhora absoluta de todas as atenções e mimos até o momento em que apareceu um primo seu mais velho, de nove meses, de nome Bu-Bu (esses nomes que dão às crianças, eu não entendo...).

Depois que chegou o Bu-Bu, Pipoca continuou a ser a senhora absoluta de todos os olhares e oh!'s e ah!'s de todos os presentes — a vovó-Birigüinha-elegante-e-justinha, conhecida como a que beija muitos beijos, derretida e decidida a superar a si mesma em beijos por segundo; a delicada-irmã-mais-nova-da-vovó-Birigüinha, também boa nos beijos; uma amiga da vovó-Birigüinha, autora de um poema dedicado aos olhos de Pipoca-Lili; a incansável mãe do Bu-Bu; a sorridente avó do Bu-Bu, outra irmã, mais velha, da vovó-Birigüinha; o inexperiente Bu-Bu e o pai-trancs, este que aqui escreve.

E Bu-Bu chegou, sentou-se um pouco longe de Pipoca-Lili-Cuinha-Flips, olhou para ela, decidiu exibir-se em toda a sua engatinhação e disparou — vruumm! — em direção a ela, invadindo o seu espaço aéreo e também o terrestre, e para quê? Pipoca mirou Bu-Bu, sorriu o sorriso mais belo de todo o mundo (pode parecer que sim, mas o pai-trancs não é um pai-trancs-coruja; muito pelo contrário: é dono do mais apurado e isento distanciamento crítico, conforme já foi advertido na nota de advertência que inicia estes croniquíssimos trabalhos)...

Onde é que estávamos? Sim, no sorriso róseo de Pipoca. Não, estávamos justamente entrando na expressão de pavor e de desolação que ganhou o rostinho rechonchudo do Bu-Bu no exato instante em que Pipoca avançou para ele e, num gesto rápido, lhe arrancou com a mão a chupeta, colocando-a na própria boca, deliciada com o sabor da chupeta alheia. "É um beijo...", pensei baixo; um beijo indireto, por tabela, mas um beijo.

E Pipoca sorriu; sorriu, não; berrou! de satisfação, gritando o seu Maaauuunnncshiiizzz!!! — e, não satisfeita, voltou a avançar para o atônito Bu-Bu, a olhar desesperado para a sua incansável-mãe, que tentava com fleumas disfarçar o fato evidente de que o seu Bu-Bu estava apavorado com a presença da personalidade esmagante de Pipoca-Lili-Cuinha-Flips, o meu pedacinho-fup-amado-pipoquento-e-flutuante, que, em seguida, voltou a avançar para Bu-Bu, quase caindo em cima dele. Caiu em cima dele!, e foram os dois afastados pelas ágeis mãos da vovó-Birigüinha-elegante-e-justinha, conhecida como a que beija mais rápido, e da avó mesma do Bu-Bu, conhecida como a que sorri com alegria e despreocupação.

Os adultos, não satisfeitos e decididos a continuar a diversão à custa de seus pequenos, voltam a sentá-los de frente um para a outra, mais apartados, porém, do que antes, e Bu-Bu, olhando desconfiado, ensaia um sorriso bonito. Pipoca, nem olhando e nem desconfiada, põe-se de quatro, aproxima-se, embora não conheça ainda o ofício da engatinhação[5], e balança o braço para cima e para baixo, as idas e vindas de seu forte braço produzindo um forte vento bem na carinha assustada de Bu-Bu. E o belo Bu-Bu chora — chora! e chora! e chora! de tristeza diante de uma situação que ele não previra: a presença estonteante de Pipoca-Lili-Ultra-Cuinha-Flip-Flop-Plus.

À frente de Bu-Bu surge, enfim, uma mamadeira, cheinha de leite branco e prontinha para uso. Mas Pipoca, a força da Mônica somada ao apetite da Magali, age mais rápido e avança para a mamadeira de Bu-Bu, as mãos tremendo de ansiedade e de desejo, a gargantinha cheia de gritinhos Maaauuunnncshiiizzz!!! de total satisfação.

— A Pipoca vai pegar a do Bu-Bu! A Pipoca vai pegar a do Bu-Bu! — gritaram.

[5] | Ver, mais à frente, a croniquinha Das instruções para engatinhar.

Mas não! Pronto!, e vovó-Birigüinha-doce-como-quê age mais rápido que a gazela selvagem:

— A sua mamamamamamama está aqui, Lili! Bem aqui! — e sacudiu a coisa, também cheinha de leite, diante do nariz de Pipoca-Flips esfaimada.

E Pipoca-Flips esqueceu-se de Bu-Bu, o pobrezinho ainda em estado de choque; esqueceu-se da mãe do Bu-Bu, a sorrir cansada; esqueceu-se da avó do Bu-Bu, a sorrir com alegria e despreocupação; da amiga-poeta da vovó-Birigüinha-doce-como-quê; da delicada-irmã-mais-nova-da-vó-Birigüinha; esqueceu-se de mim, seu pai-trancs, e só tinha olhos para a vovó-Birigüinha, conhecida como a que beija mais beijos.

Pipoca-Lili-Cuinha-Flips esqueceu-se de tudo, do mundo e da vida, de toda guerra e de toda paz, esqueceu-se até de si mesma, enquanto mamava, olhando completamente apaixonada para aquela vovó completamente apaixonada à sua frente, a mamamamama-mama cheinha de leite branco, branco como o leite.

13

Da origem dos nomes Birigüinha & Picãozinho

Relembrâncias ou...

Em busca do tempo perdido

Chegou a hora, minha Pipoca-Lili-Cuinha-Flips, de tentar explicar a você a razão para os nomes de suas avós; nomes tão estranhos aqueles... — Birigüinha uma, Picãozinho a outra.

Birigüinha vem de Birigüi. E Birigüi — perguntará você — vem de onde? Birigüi vem de São Paulo, que vem do Brasil, e nós poderíamos continuar perguntado o que vem do quê, mas isso nos levaria, Pipoca, ao mais alto do céu ou, então, ao maior interior que pode haver, que é o interior da barriga da sua mãe, que você bem conhece — e isso tudo é pura filosofia: uma longa história que ninguém conhece inteira. Voltamos, por isso, a Birigüi.

Sua vovó-Birigüinha nasceu nessa cidade de nome Birigüi, que é desse tamanhinho e, na época em que ela nasceu, era ainda menor. E sua vovó-Birigüinha veio muito nova para o Rio de Janeiro, uma cidade grande, e aqui ela se criou, casou, teve a mim e ao meu irmão (que é o seu tio, aquele grandão do sorriso grandão) e virou uma mulher adulta. Só que ela não perdeu o jeitinho Birigüi de ser. Que é qual? — perguntará você. E eu lhe digo que não há pessoa no mundo mais autorizada a falar disso do que ela. Vamos chamá-la.

E a vovó-Birigüinha-doce-como-quê chega perto e começa, então, a cochichar um montão de coisinhas carinhosas no ouvido da Pipoca. Eu somente ouvia pedaços de frases e imagens: "... a infância de pés no chão... os banhos de rio... as brincadeiras na enxurrada da chuva... o fogão à lenha... a matança do porco... as pescarias... as mangueiras no quintal carregadas de frutos... as flores no jardim cheiradas pela Lua... o galo cantando a inocência...".

Já o nome Picãozinho é ainda um mistério e, talvez, continue a ser por muitos e muitos anos. Um dia, contou-me ela, a vovó-Picãozinho-toda-charmosa-e-faceira, que, quando era pequena, escrevia nos cadernos do colégio o próprio nome — Picãozinho — da seguinte forma: desenhava a letra grega π (pi)[6] e, em seguida, desenhava um cãozinho, e assim ficava a fórmula:

LETRA π (PI) + CÃOZINHO (DESENHADO) = PICÃOZINHO

6 A letra grega π (pi), minha flor, minha Pipoflex-Brics-Brics, é... hum... Como é que eu vou explicar isso a você?... A letra grega π (pi) é um mistério até mesmo para os matemáticos, aquelas pessoas para as quais já não há mais no mundo quase nenhum mistério, somente, talvez, a letra π (pi).

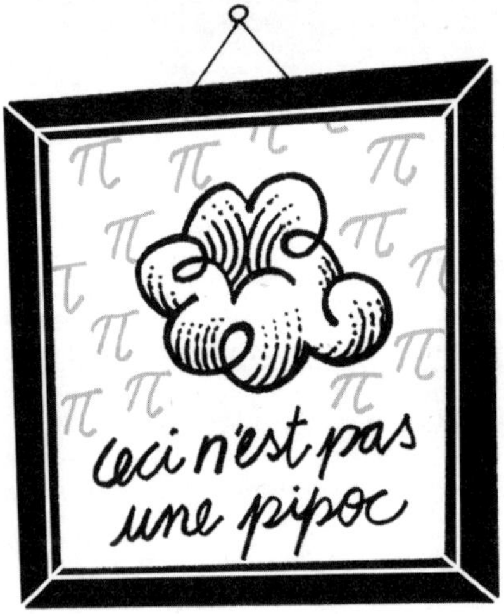

— Aí está a origem do nome! — exclamei felizão da vida e contente pra caramba. O π (pi) mais o diminutivo de cão! É perfeito!

E, então, a vovó-Picãozinho-rapidinha-e-elegante, toda calma, a me olhar com um ar de vovó-Picãozinho-rapidinha-e-elegante, disse:

— Não, não... O nome Picãozinho já existia muito antes de eu inventar essa assinatura do π (pi) mais o cãozinho, que foi a maneira que eu encontrei para representar o nome Picãozinho, que é anterior, bem anterior...

— Ah... — fiz eu, descascando um abacaxi.

Aquilo me desanimou, deixou-me sem um π *ngo* de esperança... Então, eu não iria encontrar nunca a origem daquela π *ada*? Então, o mistério em torno desse nome Picãozinho vai me perseguir para sempre e sem nenhuma π *edade*? Será a verdadeira origem realmente insabida? Saí da sala, entrei no quarto, olhei para a π *ntura* do π *anista* na parede, vesti o meu π *jama*, pensei no π *colé* que tinha deixado na geladeira para mais tarde, comi o π *colé* que tinha deixado na geladeira para mais tarde, dei um π *parote* na minha própria cabeça — π *mba*! — e achei a minha tristeza um bocado exagerada, quase π *egas*.

"O mistério Picãozinho permanece", pensei. É mesmo uma π *ração*. Mas e daí? Depois, esqueci de tudo e fiquei pensando na vida. E, pensando na vida, pensei em você, minha amada e muito amada π *poca*.

14

De uma ida ao shopping

Ou a ponta da corda da calça da amiga da mãe da Pipoca

A mulher-bonita-e-cheia-de-encantos permanecia dentro da loja do shopping, experimentando um vestidinho que, talvez, ficasse bem com uma jaqueta que ela ganhou dos pais. E, se não ficasse, ainda havia a possibilidade de a jaqueta casar bem com essa camisetinha florida, que ficaria perfeita com esse sapatinho tipo imitando couro, embora a jaqueta já não combinasse tão bem se vestida com o sapatinho, e só o sapatinho era pouco, porque tinha de haver mais alguma outra peça, e essa calça do tipo surrada-nova?, talvez ficasse bem com a camisetinha florida, que também se dava lindamente com o sapatinho, então vamos esquecer a jaquetinha, e, meu amor, o que você achou?, perguntou ela à porta da loja. Fiz um sinal afirmativo com a mão e me afastei.

Do lado de fora, Pipoca-Lili e uma amiga nossa, embuchada

já de última hora[7], pronta para parir a qualquer segundo, uma barriga que só vendo... Estavam as duas paradas em frente à vitrine: a amiga com Pipoca ao colo e apoiando-a contra o corpo. Uma das mãos a segurava, a outra, um copo de suco e, nos ombros, levava a bolsa. Afastei-me e sentei a uns vinte passos da loja, em frente a uma xícara de café com creme. Eu tomava conta do carrinho da Pipoca e olhava, a princípio sem destino e, depois, de súbito, atento à cena que começava a desenrolar-se lentamente lá longe, à minha frente.

As duas diante da vitrine, mas somente a nossa amiga olhando atenta para as roupas. Pipoca-ela-mesma concentrava-se em outro assunto. Ela encontrou, não sei como, um cordãozinho com um lacinho dependurado um pouco abaixo de sua bundinha; um cordãozinho que ela conseguia ver, sim, se olhasse para baixo, mas não conseguia alcançar direito, mesmo esticando o bracinho.

"O que é que a Pipoca está tentando fazer?", pensei. "Que cordãozinho é aquele?" Quando consegui entender, afinal, que aquele cordãozinho era a cordinha lateral que sustinha a calça de pano de nossa amiga; a única coisa que segurava aquela calça de grávida, molinha, levinha e soltinha, presa apenas por uma cordinha; justamente a cordinha que Pipoca tinha agora, finalmente, conseguido agarrar com a mão graças a um leve movimento para baixo que fez a nossa

[7] | Nossa Senhora da Boa Hora lhe dê um bom parto!

amiga ao olhar para aquele belo cinto exposto na parte inferior da vitrine... já era tarde.

Eu estava no meio do penúltimo golinho de café quando vi a carinha de júbilo de Pipoca-Lili-Cuinha-Flips, agora de posse da ponta do lacinho, bem apertadinha entre os fortes dedos de sua mãozinha. Ela estava louca de vontade de fazer a coisa mais natural deste mundo, quando se tem na mão a ponta de um lacinho: puxar. E Pipoca fez a única coisa que não deveria ter feito: puxou.

Eu engasguei com o café, fiz menção de levantar, mas não consegui. Assisti, sentado, àquela calça de grávida, molinha, levinha e soltinha, escorregar desimpedida diretamente para o chão, sob os gritinhos excitados de Pipoca-Lili-Cuinha-Flips, que berrava Maaauuunnncshiiizzz!!! e sorria. Assisti, sentado, ao estado de completa imobilidade em que ficou a nossa amiga, de frente para a vitrine, de costas para mim, sem poder usar nenhuma das duas mãos, sem poder abaixar com aquela barriga, sem poder largar Pipoca, sem poder andar com as calças aos pés, sem poder gritar para não chamar a atenção que já estava chamando com aquela cena, sem poder fazer nada, nada, nada, até o instante em que a mulher-bonita-e-cheia-de-encantos, saindo da loja com a jaqueta, o vestidinho, a calça do tipo surrada-nova, a camisetinha florida e o sapatinho imitando couro, tudo em sacolas, deu um gritinho, jogou tudo no chão e correu a consertar a cena.

Abaixei os olhos para a minha xícara vazia e tentei pensar em algo que me arrancasse o sorriso da cara. Vou jurar que não vi nada, disse a mim mesmo, lembrando-me com pesar de que, na verdade, eu só assisti à metade da cena. À outra metade, a melhor de todas, quem assistiu mesmo foi Pipoca, que, balançando os bracinhos de alegria e de excitação, só ria e gritava Maaauuunnncshiiizzz!!! Eu, que não vi nada, sorria.

15

De um trem para sei lá onde

Ou como a sua mãe limpava o rabinho – Histórias que ainda hei de escrever III

Ouça, Pipoca, mais estas histórias de sua mãe, aos quatro anos de idade, pequenininha, lá em Portugal, na cidade onde nasceu: Oeiras. Em um dia de sol qualquer, não se sabe quando e nem como, e muito menos por quê, a vovó-Picãozinho e o vovô J.-todo-ele-carinhos (não confundir com o outro vovô, o vovô J. -que-sempre- pergunta-por-ela, também todo-ele-carinhos), pais de sua bela-mãe- gatinha-supimpa, a menininha -moleca -mais-tarde -conhecida -como-a mãe- da-Pipoca, notaram a falta da pequena e saíram à sua procura. Costumavam vigiar o portão da casa mantendo-o sempre fechado, mas, naquele dia, muitas pessoas entraram e saíram, e pronto: a pequena saiu. Costumavam vigiar também os carros, debaixo dos quais ela muitas vezes se escondia, mas não; lá não estava.

Onde estava? Ninguém havia visto? Não. Estava escondida

em algum canto da casa? Não. Na casa do vizinho? Não. Nas proximidades de casa? Não. Então, era preciso ir além. E lá foram eles, andando bem rápidos, a vovó-Picãozinho-rapidinha-e-elegante e o vovô J.-todo-ele-carinhos. Acabaram encontrando a sua pequenina filhota sabe onde? Na estação de trem (estação de comboio, como se diz em Portugal; depois eu lhe explico o que é "Portugal").

Ela estava lá, na plataforma, à espera do comboio; ali, paradinha, quietinha, muito comportada, olhando muito séria para os dois lados da linha, com as mãozinhas às costas — do mesmo modo como todas aquelas pessoas também ali estavam, com as mãozinhas às costas, olhando muito sérias para os dois lados da linha. Ela estava ali à espera do comboio que a levaria... Que a levaria para onde? Ah, isso ela só saberia quando lá chegasse. Pois.

A outra história passa-se com o irmão mais novo de sua bela-e-supimpa-mãe-gatinha. Em um dia qualquer da viagem que fizeram de Portugal para o Brasil ("Brasil"?, depois lhe explico), naquele mesmo navio da outra croniquinha, ficou ele encarregado de limpar o bumbum, o rabinho, de sua irmãzinha, que já de lá de dentro do banheiro, da casa de banho, gritava:

— Já está! Já está!

Ele, então, ensinou a ela, ali sentadinha, muito atenta, como é que se limpava o rabinho:

— Tu pegas o papel higiênico aqui, 'tás a ver? E fazes então uma bolinha, assim — e ele amassa bem amassadinho um bom pedaço de papel.

Ela, quietinha, muito atenta, segue a explicação.

— Agora, já com a bolinha feita, tu espetas nela este dedo aqui, o indicador, e com ele espetado na bolinha tu limpas o rabinho, passando assim, ó, como se coçasse. Depois, tu deitas fora a bolinha suja e, então, tu pegas mais um bom pedaço e com ele fazes uma outra bolinha. Espeta o dedo nela, assim, e começa tudo de novo.

Assim a pequena fez, por uns bons anos...

Aprendeste, Pipoca, como é que não se limpa o rabinho? Pois.

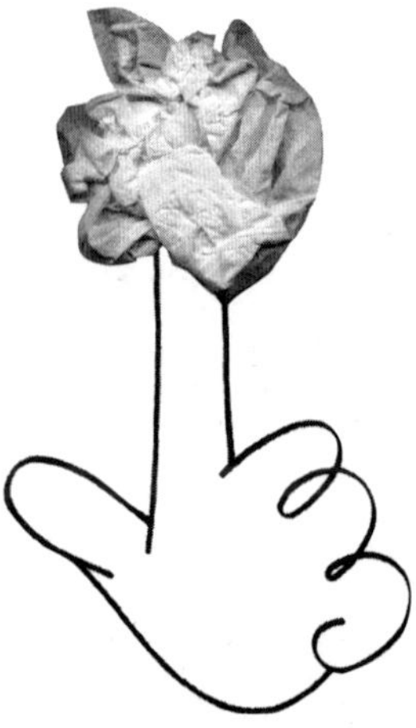

16

Do cardápio da Pipoca

Ou um passaporte para o Naná

Entrada:

A entrada dar-se-á pela porta da cozinha. Pipoca será conduzida pelo pai-trancs, ou pela bela-e-supimpa-mãe-gatinha, ou pela vovó-Birigüinha-doce-como-quê, ou pela vovó-Picãozinho-toda-charmosa-e-faceira, ou pela Juraci-Jurassic-conhecida-como-Juraci-Jurassic-mesmo.[8] Será trazida nos braços ou somente acompanhada em seu engatinhar titubeante pelos olhos atentos dos adultos (já mencionados).

A entrada não constitui prato algum, mas apenas uma espécie de aperitivo olfativo para a Pipoca, que assistirá, de sua cadeirinha, ao pre-

8 Juraci-Jurassic é parte integrante do time, sendo por vezes nomeada capitã da chamada "Equipe-Pipoca-Pop", na sua divisão "família". Juraci-Jurassic ajuda o pai-trancs, a bela-mãe-gatinha-supimpa, a vovó-Picãozinho-toda-charmosa-e-faceira, o vovô J.-todo-ele-carinhos e ainda a vovó-Birigüinha-doce-como-quê. Mas de quem ela gosta mesmo é do pedacinho-fup-amado-pipoquento-e-flutuante.

paro da sua refeição principal, da qual sairá uma fumacinha aromática que a fará berrar! e berrar!! e berrar Maaauuunnncshiiizzz!!! de contentamento e de ansiedade. A entrada, desse modo, poderá figurar no cardápio da seguinte maneira: **Entrada:** fumacinha aromática.

Prato principal:

O prato principal é, na verdade, o único prato: aquele com três divisões, uma grande, em que estão o elefante Ernandes e a lagartixa Jurema, e outras duas pequenas, em que aparecem uma baleia chamada Baleia e o sapo Sabino. A preencher as divisões, quase tudo o que a moderna e também a antiga culinária ocidental têm a oferecer. Comerá a Pipoca, assim, um filé de viola cozido na água e (quase nenhum) sal, acompanhado de papa de cenoura e chuchu frios e, como segundo acompanhamento, uma porção de batata-baroa assim assim.

Ou um filezinho bem grelhado de fígado de boi quase comível, bem picadinho e misturado aos fiozinhos molengas de uma massinha super-cozida e uma abobrinha que Nossa-Senhora-da-Abobrinha![9] — fazendo par com tudo isso, um caldinho de feijão, que

9 Mal sabe a Pipoca que na croniquinha depois da seguinte ela terá um pesadelo justamente com o tal filezinho de fígado e a tal abobrinha...

ficaria bem melhor estivesse ele ao lado de seus grãos, amassadinhos com amor, carinho e também com o garfo.

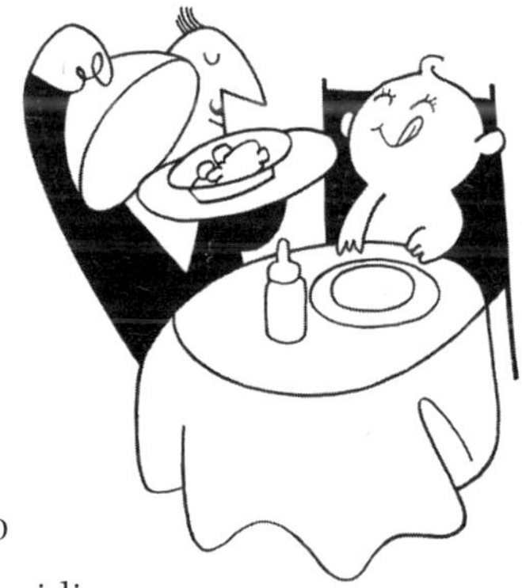

Há, ainda, como terceira opção, um filezinho mignon ou mesmo de peito de frango, com espinafre cozidinho sem sal, beterrabinha cozidinha sem sal e um nabozinho sem gosto algum — todos, no entanto, muito bons para a saúde. Pipoca, ao final, terá gostado tanto, tanto, que abrirá o berreiro, olhando ansiosa para a geladeira, da qual sairá a...

Sobremesa:

A sobremesa, de modo algum, deve permanecer sobre a mesa. Pipoca-Flips, com a sua incontrolável mão, jogará tudo ao chão, produzindo assim, além de uma boa rima, uma bela sujeira ou uma esquisita obra-prima. A sobremesa, disposta a metro e meio de distância, será composta de: uma banana inteira; ou: um caqui inteiro; ou: um kiwi inteiro; ou: uma maçã inteira; ou: uma pêra inteira; ou: um pote inteiro de gelatina, depois do qual vêm os...

Digestivos:

A digestão dar-se-á em meio a muitas brincadeiras envolvendo sete potinhos coloridos, três argolinhas verdes, um peão, um aparelho de telefone roubado da mesa de centro, duas chupetas, o jornal do dia devidamente destruído, depois... as grades brancas do berço, depois... a cabecinha do pai-trancs ou da mãe-que-é-linda, ao início bem perto e bem grande, depois... mais longe, mais pequenininha, subindo, diminuindo de tamanho, indo para a porta e dando "boa-noite, Pipoca...", e a porta se fecha, clic, e tudo vai ficando escurinho devagar e eu vou indo para o Naná, para o Naná... o Naná, na...

Zzzzzzzzzz...

17

Do Naná

Ou do que lá se encontrará

Antes dos oito meses, a gente colocava a Pipoca no berço e ia embora: ia embora para a porta já dando boa-noite. "Boa noite, Pipoca...", e a porta se fechava, clic, e tudo ia ficando escurinho devagar, e ela... indo devagarinho para o Naná, para o Naná...

— Ela dormiu, mulher?

— Ela dormiu, homem.

— E nós?

— Nós se ama, uai...

Eu aproveitava essa deixa e a beijava durante uma pequena eternidade. Assim, ou quase assim, terminavam as nossa noites. Agora...

— Agora você vai para o Naná, meu pedacinho-fup-amado-pipoquento-e-flutuante... Vai para o Naná e vai ficar lá no Naná até amanhã de manhã. Amanhã de manhã, você vai me contar como é que foi lá no Naná, viu?

Viu, nada... De um dia para uma noite, Pipoca não quis mais ir para o Naná.

— Vou contar para ela a história do Homem de Areia — disse eu à minha mãe, a apaixonada vovó-Birigüinha-doce-como-quê.

— Meu filho, você vai me prometer que nunca vai contar a história do Homem de Areia para a Lili-Pipoca!

— Não é Lili-Pipoca; é Pipoca-Lili — e eu fiz cara séria: com nome não se brinca. E prometi nunca contar a terrível história do Homem de Areia, aquele que jogava pó-de-estrela nos olhos das criancinhas, para que dormissem imediatamente. E se as criancinhas não dormissem imediatamente? O incrível Homem de Areia chegava bem perto do berço das criancinhas sem sono e, svliiips!... arrancava-lhes os olhos, comia tudo e depois fugia.

Agora, ela vai para o berço e, antes de chegar ao berço, já na entrada do quarto, começa um chorinho que vai crescendo, como que dizendo não quero!, não quero ir para o Naná!, e a gente a coloca lá no berço e ela já está a berrar, e a gente a deita e ela se levanta, e chora tanto!, mas tanto!, e a gente sai só para ver qual é, e então a gente ouve o choro dela, um choro mesmo de verdade, as lágrimas rolando em abundância do rostinho da Pipoca, um choro que ela chora com toda a alma, com toda a força que ela ainda tem e que guardou justo para esse final em que ela tem de chorar com toda a verdade do mundo, para tentar dizer a toda a gente que ela não quer!, não quer ir para o Naná!, que ela não conhece esse tal de Naná, que ela não sabe onde é esse tal de Naná, e nem o que há lá, e nem ainda se ela, indo para o Naná, vai conseguir voltar do Naná, e é por isso, é por isso que eu choro! e choro!! e choro!!! e olho para o pai-trancs e para a mãe-que-é-linda-e-é-só-minha-e-de-mais-ninguém com a minha carinha toda brilhosa e vermelhinha de todo aquele choro, e eu choro mais e eu choro mais, dizendo que, no fundo, bem lá no fundo, pai-trancs e mãe-que-é-linda-e-só-minha, eu sou como todo o mundo: tenho medo do Naná. Sabe-se lá o que nele há... Dormir ou sonhar, aí está! Se não sei se vou voltar, por que dormir? Se não sei o que vou sonhar, por que dormir? O que há nos confins do Naná, nenhum viajante voltou para contar. Ó, meu pai e minha mãe, nanar ou não nanar — eis a questão...

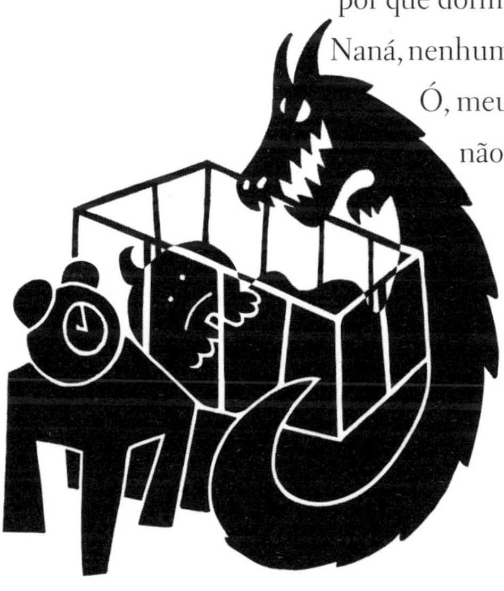

Zzzzzzzzz...

18

Da interpretação dos sonhos

– Eu sou, Pipoca, o seu herói... – diz o pai-trancs, completamente iludido

Pipoca-Flips sonhou, noite passada, um pesadelo. Acordou quatro vezes. "Que tipo de pesadelo terá a Pipoca?", perguntava eu a mim mesmo enquanto corria atrás da irresistível mulher com quem eu durmo, a bela-mulher-com-quem-sonho-dia-sim-dia-não. Eu corria atrás de um beijo; recebi vários. E assim, todo beijado, sentei para escrever o que se segue.

Pipoca sonhou, noite passada, um pesadelo. Era um berço enorme, com três bonequinhas cor-de-burro-quando-foge e um pouco travessas, cada qual com a sua mamadeirinha, e Pipoca sorriu três sorrisos, pedindo a cada uma a sua mamadeirinha... e todas negaram, gritando gritinhos agudos e soltando foguinhos pelas mãos... e Pipoca achou lindos aqueles foguinhos que nunca tinha visto, e com os olhos azuis a brilhar pegou num deles... e, então, sentiu a mesma coisa que sentiu quando, numa noite de lua, pegou naquele pedacinho quente de batata-baroa do pratinho do jantar... e berrou! e berrou! e berrou!, e assim assustou as mamadeirinhas, que saíram correndo, e Pipoca atrás, atropelando as bonequinhas cor-de- burro-quando-foge, pobrezinhas...

Pipoca sonhou, noite passada, um pesadelo. Era uma chupeta cor de abóbora bem grande que desaparecia no exato momento em que Pipoca, gritando Maaauuunnncshiiizzz!!!, estendia um dos bracinhos para pegá-la... e, depois que recolhia o bracinho, a chupetona abóbora voltava a surgir, brilhante e rechonchuda... e Pipoca avançava com as duas mãos, e a dita cuja fazia fliiiiiiics... evaporando no ar... e Pipoca, sentindo na boca uma comichão impossível de ser descrita por qualquer literatura, por qualquer odontologia, revirava os olhinhos e chorava, querendo a chupetona... querendo a chupetona... que estava ali e não estava, e Pipoca, pobrezinha, com a comichão na boca, pobrezinha...

Pipoca sonhou, noite passada, um pesadelo. O Au-au, o Au-au, olhe ali, Pipoca!, o Au-au amigo!, e o Au-au chegou bem perto do pé da Pipoca e fez então um au-au tão alto!, tão alto!, que Pipoca deu um saltinho no carrinho, que susto!, ela não esperava por isso..., e o peitinho subiu e desceu, cheio de ar, e o coraçãozinho que ela ainda não sabe que tem saiu do ritmo lá dele e também subiu e desceu e fez tum-tum... e depois tum-tum de novo... e ela procurou pelo pai-trancs em busca de um olhar e de um sorriso e de um colo... e o pai-trancs não estava lá, e depois procurou pela mãe-linda-só-dela-e-de-mais-ninguém, e nada, e ninguém estava lá, só o Au-au, antes tão legal e agora tão mau, e Pipoca se virou toda para procurar o pai-trancs e a bela-e-supimpa-mãe-gatinha, e, depois de se virar muito!, muito!, encontrou os dois um pouco atrás do carrinho, olhando para ontem e também para amanhã, com a boca... de um dentro da boca... do outro... e ela, Pipoca, ali... e o Au-au ali... os dois ali, Au-au e ela, um olhando para o outro, e ela, então, berrou! e berrou!! e berrou um Maaauuunnncs-hiiizzz!!!, e o Au-au, pobrezinho.

Pipoca sonhou, noite passada, um pesadelo. As duas colherinhas coloridas, uma vermelha e a outra também cor-de-burro-quando-foge, estavam dançando bem na frente dela, indo de um lado ao outro da cozinha, e Pipoca somente conseguia colocar na boca, espichando muito o pescoço, a colherinha cor-de-burro-quando-foge... a colherinha vermelha tinha gelatina de uva e a colherinha cor-de-burro-quando-foge tinha uma mistura de fígado com abobrinha[10], e Pipoca tentava! e tentava! abocanhar a colherinha vermelha, mas

[10] Juraci-Jurassic (e não Freud) explica, e as razões sobem à tona do consciente: Pipoca, nessa noite de pesadelos tempestuosos, comeu fígado com abobrinha, conforme reza a croniquinha Do cardápio da Pipoca (prato principal).

não tinha jeito... ela escapava; chegava bem pertinho da boca e, daí, escapava para o lado, e quando Pipoca ia novamente espichar-se para pegar a vermelhinha, quem é que aparecia diante dela e simplesmente entrava sem pedir licença?, ela mesmo, e Pipoca, quando dava pela coisa, já tinha metido na boca a colherinha cor-de-burro-quando-foge, cheia toda ela de uma mistura de fígado com abobrinha, pobrezinha...

Pipoca sonhou, noite retrasada, com o pai-trancs. Dormiu a noite inteirinha...

19

Das nossas tardes sem lei

Quando não vamos à livraria

Quando não estou escrevendo isso que estou escrevendo agora, quando não estou escrevendo aquilo que deveria estar escrevendo[11], quando não estou dormindo nem tomando banho, estou às voltas com Pipoca, que, por sua vez, quando não está dormindo, nem na casa da vovó-Picãozinho-toda-charmosa-e-faceira e do vovô J.-todo-ele-carinhos (não confundir com o vovô J.-que-sempre-pergunta-por-ela-e-enche-os-olhos-de-brilho), nem na casa da vovó-Birigüinha-doce-como-quê, nem brincando com o Paul (o polvo vermelho), o Hipólito (o hipopótamo amarelo) ou o Sabino (o sapo verde), está às voltas comigo, em nossas mui divertidas tardes sem lei.

Depois que a bela-mulher-de-quem-roubo-beijos, mãe da Pipoca, vai à luta ganhar a vida, vou eu com Pipoca-Lili-Cuinha-Flips

11 | A minha tese de doutorado...

para o sofá da sala, onde nos arranjamos de mil modos, eu deitando para tentar cochilar e mantendo-a presa de maneira que não caia ou eu desistindo de cochilar e fazendo prrrrriiiii!! nas suas coxas repetidas vezes, para, repetidas vezes, ouvir o seu grito Maaauuunnncshiiizzz!!! ou aquela gargalhadinha que já lhe é peculiar: uma gargalhadinha repetida tantas quantas forem as vezes em que eu fizer prrrrriiiii!! nas suas coxas, até o instante em que ela já não mais achará graça de nada, mas, gentil e delicada que é, rirá somente por simpatia e educação.

Em seguida ao sofá, vamos para uma cadeirinha da qual ela, a minha Flip-Flop-Cuinha-Plus, assiste, muito séria e avaliativa, às performances vocais de seu esforçado-pai-trancs cantando: "Ela era uma rosa / Ele era uma rosa / As outras eram manjericãããão / Os outros eram manjericãããão...", e aplaude ou vaia, a depender da interpretação que se dê àqueles sons desencontrados[12].

Em seguida à cadeirinha, vamos aos bongôs, nos quais ela potentemente bate! e bate!, gritando, também aqui, o seu grito de guerra[13], até que lhe chegue a fome, ou a vontade de comer, coisas muito diversas uma da outra, e é nessa hora que eu corro a preparar um suquinho de laranja-lima, bebido com sofreguidão por Pipoca-

12 | Ela aplaude.

13 | Maaauuunnncshiiizzz!!!

Lili-Cuinha-Flips, que me leva para a cama, em que, acompanhados pelo Paul, pelo Hipólito e pelo Sabino, fazemos mil travessuras até a hora da papinha-de-fruta, constituída pela banana, pela aveia, pela geléia de mocotó, pela água e pelo leitinho em pó[14], tudo muito bem batidinho, tudo direto para a mamadeira e, em seguida, goela abaixo.

Depois, o soninho da tarde, em que dormem, juntos, pai-trancs e filha-Pipoca-Flips, com o fim de se recuperarem ambos para o passeio final pelas ruas da cidade, regado a água de coco e a lisonjeiros comentários, tais como "sua filha é linda!, e que olhos!, que simpatia!, que coisa é essa menina!". Terminado o passeio, nós rapidinho, aos gritinhos e gracejos, atravessamos ruas e avenidas rumo ao prédio e em direção ao elevador, ao andar, à porta e à cozinha da casa, onde, muito bem sentada em sua cadeirinha, lhe será ministrada a chamada sopa mansa (versão alterada da já muito famosa e temida sopa feroz de outrora)[15], encerrando-se, assim, pesado o corpo e leve a alma, a intensa (mas pacata) tarde de um dia qualquer destes maravilhosos e irrepetíveis doze primeiros meses.

14 | Ver, para mais detalhes, a segunda nota da croniquinha Das instruções para engatinhar.

15 | Ver, a esse respeito, a croniquinha Da sopa feroz.

20

De uma livraria do tamanho do mundo

Ou a outra "Equipe-Pipoca-Pop"

O que fazemos, eu e Pipoca-Flip-Flip, quase todo santo dia, inclusive dias santos e feriados? Entramos, para mais uma tarde como outra qualquer, na livraria-querida-do-mundo-trancs.[16] Mal cruzamos a porta e já todos param tudo o que fazem para receber Pipoca, que vem lá com o seu gorrinho e o seu sorriso gritando Maaauuunnncs-hiiizzz!!! e batendo os bracinhos. Eu mal entro e já a entrego para a divisão "amigos-ajudantes" da assim chamada "Equipe-Pipoca-Pop"[17]: a equipe da livraria-querida-do-mundo-trancs. Lá somos beijados, abraçados e paparicados. Lá compramos livros, bebemos o "café do próximo" e a água de coco. Lá passamos dias inteiros e fazemos festas.[18]

16 Joguinho: para descobrir o nome da livraria, encontre a palavra que resume a seguinte definição: "Raciocínio, indício ou prova pelo qual se tira uma conseqüência ou dedução" (Fonte: Dicionário Aurélio Eletrônico, Século XXI, Rio de Janeiro: Nova Fronteira, nov. 1999, versão 3.0.).

17 Ver, a esse respeito, a primeira nota da croniquinha Do cardápio da Pipoca.

18 O pai-trancs fez lá o seu aniversário de 33 anos: preparou com antecedência uma lista de 100 livros e, auxiliado pela "Equipe-Pipoca-Pop" da livraria, montou uma estante com todos eles. Bebeu com os amigos no café de lá e disse a cada um que não levasse presente algum: lá estariam, na prateleira do pai-trancs, assim nomeada, todos os presentes, à espera dos queridos convidados. Viu, Pipoca, é assim que se faz aniversário...

Perco-me então, sozinho, nas belas estantes, passando os olhos pelos títulos, lendo as orelhas, as contracapas e as epígrafes, e, por fim, paro num dos livros de que mais gosto e que, um dia, pretendo reler para mim mesmo, um pouco antes de o ler pela primeira vez para o pedacinho-fup-amado-pipoquento-e-flutuante: chama-se *Confissões de um pai doméstico: croniquinhas para Pipoca*, que indico veementemente ao delicado leitor e à delicada leitora, em especial a croniquinha que conta a incrível história de uma livraria que, num ensolarado dia, amanheceu transformada em livraria-creche. Saiu até nos jornais.

Perdido estava eu entre as estantes quando ouço uma porta se abrindo com estrondo e vejo um homem de cenho franzido a gritar:

— O que houve? O que houve? Aconteceu alguma coisa? Aconteceu alguma coisa?

Estico o pescoço e o beiço para fora de uma estante, subitamente preocupado com a minha, a sua, a nossa Pipoflex, e vejo o homem de cenho franzido dirigir-se correndo e tenso para o centro da livraria-querida-do-mundo-trancs. Abandono as orelhas e, olhando para os lados, guio meus passos para o burburinho. No caminho, passo pela porta aberta de uma sala que deveria ser o escritório e vejo, por uma telinha de computador, o que o homem de cenho franzido provavelmente estava vendo, mostrado pela ótica de uma das câmeras de segurança: a incomum aglomeração de umas quatorze pessoas, todas reunidas à volta de algo. Aquilo o assustou, e também a mim.

Abandonando a minha condição trancs (*the trancs condition*), abandono também a telinha e a sala e corro para o local. Chego, ponho-me na ponta dos pés e enxergo, no centro do redemunho, o algo à volta do qual se reuniam as quatorze pessoas: Pipoca-Lili-Cuinha-Flips — com o seu gorrinho e o seu sorriso, gritando Maaauuunnncshiiizzz!!! e batendo os bracinhos — distribuía, por toda a volta do compacto círculo, boquiaberto e fascinado, beijos estalados e olhares debruçados.

Retorno sorrindo às minhas estantes. Quando passo novamente pela porta aberta da sala do escritório, dirijo o olhar, mais uma vez, para a telinha e vejo, pela câmera de segurança, que o homem de cenho franzido lá permaneceu, completando, com a sua presença, o número de quinze pessoas reunidas à volta do algo-pipoquento. Estava para me virar e retornar às minhas orelhas quando flagro, num relance, o cenho franzido do homem a se desfazer justamente naquele momento: eu não conseguia enxergar, pela tela, o centro do redemunho, mas posso

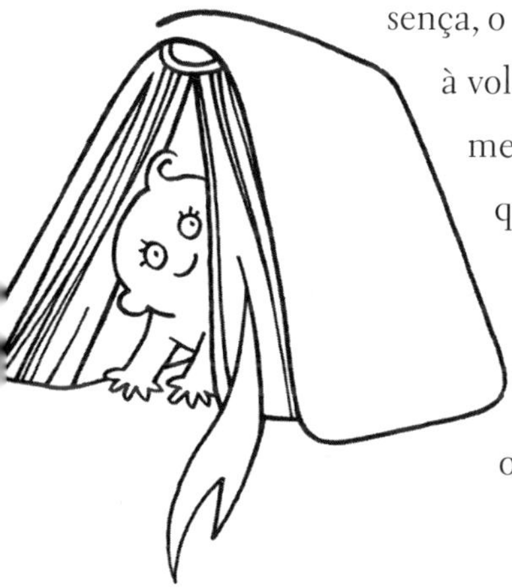

jurar que o pedacinho-fup-amado-pipoquento-e-flutuante tinha acabado de lhe dirigir, ao homem de cenho franzido, justamente naquele instante, um beijo estalado e um olhar debruçado.

Uma livraria-do-tamanho-do-mundo só é concebível em um tipo de mundo: o mundo-trancs.

21

Do acordo quanto à cor dos sapatinhos

(Sem subtítulo)

— Vamos ao aeroporto buscar a bela-e-supimpa-mãe-gatinha — disse eu a Pipoca, e disse a Juraci-Jurassic que trocasse aquele sapatinho azul com estrelinhas amarelas, já que não combinava nada com o macacãozinho preto e a meia vermelhinha. E Juraci-Jurassic disse então que sim, que iria trocar o sapatinho azul por um sapatinho laranja com sola branquinha.

— Assim, o sapatinho laranja com sola branquinha vai combinar com a faixa, também laranja, com listrinhas brancas. E ela fica — continuou Juraci-Jurassic, animadíssima — com a cor laranja na cabecinha e nos pés!

— Boa idéia — disse eu, e voltei a me concentrar na morte da bezerra,[19] não sem antes avaliar Pipoca-Lili-Cuinha-Flips da cabeça aos pés: faixa laranja com listrinhas brancas em cima, macacãozinho

19 | A minha tese de doutorado...

preto-um-charme-só, meias vermelhinhas e um sapatinho laranja com sola branquinha que está um pouquinho grande e pode cair, mas vá lá, tudo bem.

— Este sapatinho laranja com sola branquinha está um pouquinho grande... — disse a vovó-Picãozinho-toda-charmosa-e-faceira, entrando pela sala, muito bem acompanhada pelo vovô J.-todo-ele-carinhos (que não deve ser confundido com o outro vovô, o vovô J.-que-sempre-pergunta-por-ela-e-enche-os-olhos-de-brilho).

— Eu tinha posto o sapatinho azul com estrelinhas amarelas, mas ele mandou eu trocar porque não estava combinando... — disse Juraci-Jurassic sem saber o que dizer.

— Combina, sim. Como não combina? — protestou vovó-Picãozinho-rapidinha-e-elegante.

— O sapatinho azul com estrelinhas amarelas e o macacãozinho preto e mais as meinhas vermelhas? — perguntei, estupefato.

— Não é preto, nada! — discordou a vovó-Picãozinho. — É azul![20]

— Azul? O macacãozinho é preto!

— Ah, é mesmo... É preto — disse ela. — Eu pensava que era azul. Parece azul, mas é preto... De todo modo — continuou a vovó-

20 | O vovô J.-todo-ele-carinhos não se manifestava e ficou folheando, como quem não quer nada, uma revista sobre moda infantil.

Picãozinho-toda-charmosa-e-faceira —, o sapatinho laranja com sola branquinha está um pouquinho grande, e pode cair. E o sapatinho azul com estrelinhas amarelas eu já testei...

— É verdade, a vovó-Picãozinho tem razão. Nesse caso... — e fui para o quarto trocar de roupa.

— ... e ele não cai. O sapatinho azul com estrelinhas amarelas está do tamanho certinho — disse ela.

— Do tamanhinho certo — completou Juraci-Jurassic.

— Vamos trocar, então! — gritei do quarto. E, quando saí, vi afinal que não haviam trocado nada: Pipoca continuava com o sapatinho laranja com sola branquinha. — A vovó-Picãozinho não trocou o sapatinho laranja com sola branquinha pelo sapatinho azul com estrelinhas amarelas?

— Não, não troquei — disse a vovó-Picãozinho-rapidinha-e-elegante, com o rostinho baixo.

— Vamos trocar, ora! — insisti. — O sapatinho laranja com sola branquinha não é, afinal, uma boa idéia: ele pode cair.

— Não, não, já está — disse a vovó-Picãozinho. — Vocês preferem o sapatinho laranja ao sapatinho azul... — e ela olhou para a Pipoca, como se pedisse ajuda.

— Não preferimos nada, ora... — e eu, coçando a cabeça e olhando sério para a Juraci-Jurassic, expliquei: — A minha única questão dizia respeito à cor. Se o sapatinho azul com sola branquinha fosse, na verdade, o sapatinho laranja com estrelinhas amarelas, ele não cairia e ainda combinaria com o macacãozinho vermelho, com as meias laranjas com listras branquinhas e com a faixinha vermelha e o gorrinho azul e o chapéu dourado e o boné cinza-esverdeado... E o mundo estaria perfeito. E é por isso... — e fiz uma pausa dramática — ... é por isso que ela vai descalça: para combinar com os seus olhos azuis — e fechei a questão.

22

Das instruções para engatinhar

Making of da croniquinha: o pai-trancs engatinhando pela casa e anotando num bloquinho a lógica dos movimentos

> "As escadas se sobem de frente, pois de costas ou de lado tornam-se particularmente incômodas."
>
> *Instruções para subir uma escada*[21]
> Julio Cortázar

Para o completo êxito do engatinhamento, o candidato, ou a candidata — no presente caso, Pipoca-Lili-Cuinha-Flips —, deve, antes de tudo, estar sentada sobre aquilo que se chama "o chão", que não passa de uma superfície razoavelmente lisa e uniforme, a fazer com a parede um ângulo de noventa graus. Quando isso que se convencionou chamar "o chão" se nos revela inclinado, então o nome que lhe damos muda para "a ladeira", em que o engatinhamento também é possível, embora mais difícil e perigoso.

21 Mais uma nota bibliográfica: CORTÁZAR, Julio. Histórias de cronópios e de famas. Trad. Gloria Rodríguez. Rio de Janeiro: Civilização Brasileira, 1972, p. 19.

A candidata, uma vez sentada com as pernas esticadas e as mãos livres para a sua correta aplicação sobre "o chão", precisa ser eficazmente estimulada a abandonar a posição inercial. Para tanto, recomenda-se agitar, a uma segura distância de cinco passos da candidata, uma mamadeira cheia até a boca, da chamada papinha-da-tarde.[22] A visão da mamadeira a fará inclinar-se para frente, esticando os braços e abrindo as mãos com as palmas estendidas para baixo. O movimento seguinte resume-se à redistribuição do peso corporal, que ficará dividido igualmente entre braços e pernas, tornando possível e inevitável a chamada posição "de quatro", ou "de gatas".

Estar de gatas, ou seja, com as duas mãos e os dois joelhos apoiados naquilo que se decidiu chamar de "o chão", constitui, no entanto, apenas um estado; não a ação mesma de engatinhar. Esta requer uma sucessão complexa e sincronizada de movimentos alternados: a candidata deve acionar alguns músculos posteriores de tal modo que consiga elevar toda a perna à altura de, no mínimo, dois centímetros. Uma vez suspensa, a referida perna precisará avançar pelo menos cinco centímetros em relação à perna que restou imóvel e que, assim, funcionou como forte apoio para todo o resto. Levan-

[22] A chamada papinha-da-tarde ou papinha-de-fruta é composta de 120ml de água mineral sem gás, duas colheres das de chá de geléia de mocotó, uma colher das de sopa de aveia ou farinha láctea, duas medidas do chamado leite em pó e, por fim, uma fruta, que pode ser banana, mamão, maçã ou pêra. Tudo deverá ser batido durante dois minutos em um aparelho denominado liquidificador e, em seguida, depositado na mamadeira. Tempo médio de ingestão por parte da candidata: um minuto e meio, ao fim do qual será iniciado um choro de aproximadamente quarenta segundos, ao fim dos quais a candidata já terá esquecido tudo.

tada a perna, o corpo inteiro da candidata avança, praticamente obrigando o braço a avançar os mesmos cinco centímetros — isso porque deve ser mantido mais ou menos inalterado o ângulo de noventa graus dos braços em relação ao tronco, havendo o risco, em caso contrário, de se tombar para a frente ou para trás. Esse avanço da perna e, em seguida, do braço estimula agora o avanço dos membros correspondentes ao outro lado — também chamados perna e braço (é fundamental não confundir a perna e o braço com a perna e o braço já referidos). A repetição razoavelmente organizada dos quatro movimentos, o da perna, o do braço, o da perna e o do braço, vai produzir o resultado esperado: a locomoção da candidata através da sala e dos quartos, em direção aos seus objetos de uso pessoal e também aos brinquedos dos pais.

Nada disso funcionará, no entanto, se a candidata, em vez de se pôr de quatro, preferir dormir, tomar sopa ou simplesmente caminhar.

23

Do grampeador ao jazz

Histórias que ainda hei de escrever IV

Ei, Pipoca, ouça mais esta história do irmão mais novo da sua belíssima e cheirosa mãe, aquele mesmo que a ensinou a limpar o rabinho espetando o dedo na bolinha de papel higiênico...

Era Natal. Todos os quatro filhos da vovó-Picãozinho e do avô J.-todo-ele-carinhos — os três meninos e mais aquela menininha travessa que, mais tarde, se transformou na bonita mulher de quem eu roubo beijos através da noite escura — pediram cada qual os seus presentes: a menininha-moleca-mais-tarde-conhecida-como-a-mãe-da-Pipoca pediu uma boneca que fazia barulhinho ao chorar (depois eu lhe explico o que é "boneca" e o que é "barulhinho ao chorar"); o mais velho pediu um skate (depois lhe explico); o do meio pediu um estilingue (papai depois lhe explica o que é "estilingue" e também o que quer dizer "papai"); e o mais novo, aquele, pediu o quê?... Um grampeador.

— Um grampeador, filho?...

— É, pois; um grampeador — disse ele. E ganhou um. E com ele grampeou todas as folhas de todas as árvores de todos os canteiros de todos os parques que encontrou pelo caminho quando foi para a escola no dia seguinte.

Bem mais tarde, já com quinze anos, começou a estudar piano. Aos dezessete, chamou pai e mãe e comunicou-lhes que seria, na vida, o que se chama de "músico" (depois lhe explico). E, uma vez que seria músico, seria também, muito provavelmente — disse ele —, pobre. E, já que seria pobre, deveria acostumar-se à vida de homem pobre. E começou a comer pratos de comida fria, porque suspeitava que, sendo pobre, não teria fogão em casa. Uma semana depois, mudou-se para o quarto comumente destinado à empregada doméstica, o quartinho dos fundos da área de serviço, sempre vazio, e lá morou por uns bons meses, depois dos quais chamou a mãe para almoçar e lhe disse que pretendia casar-se com uma famosa cantora de jazz, mais velha que ele vinte e três anos.

Casaram-se. Cinco anos depois, decidiu separar-se dela e foi morar na Alemanha. Para encurtar a história (a sua papinha-de-fruta está quase pronta, não... não chore, falta a maçã... não grite..., não, não chore mais.... *woman, no cry... yeah, yeah!*)... E, para encurtar a história, como eu dizia, ele hoje é músico, dorme num quarto com cama grande e come comida quentinha.

Viu, Pipoca? Isso que eu contei aí em cima é um pedacinho da vida dele. E tudo isso aqui, desde o início, é um pedacinho — o primeiro ano, o primeiro pedacinho — da sua.

Agora pode mamar, e depois... o Naná... e depois vamos à casa do vovô J.-que-sempre-pergunta-por-você-e-enche-os-olhos-de-brilho.

24

Do que é capaz de passar pela cabeça do pai-trancs

Ou do pai do pai-trancs

Em um belo dia de sol amarelo, a minha, a sua, delicado leitor, delicada leitora, a nossa Pipoflex-cheia-de-graça foi à casa de meu pai, o vovô J.-que-sempre-pergunta-por-ela-e-enche-os-olhos-de-brilho. Ela já chegou rindo eu não sei de quê. Assim que entramos, fomos para um terraço lindão que ele tem, todo aberto e cheio de espaço e de plantas. Ele me perguntou:

— E como vão as tais croniquinhas?

— Vão bem. Hoje vou escrever uma sobre você.

— Ah, é? E qual vai ser a história?

— Ainda não sei. Vamos ver.

E olhei em volta:

— Acho, pai, que vou colocar a sua Pipoca aqui no chão, bem aqui.

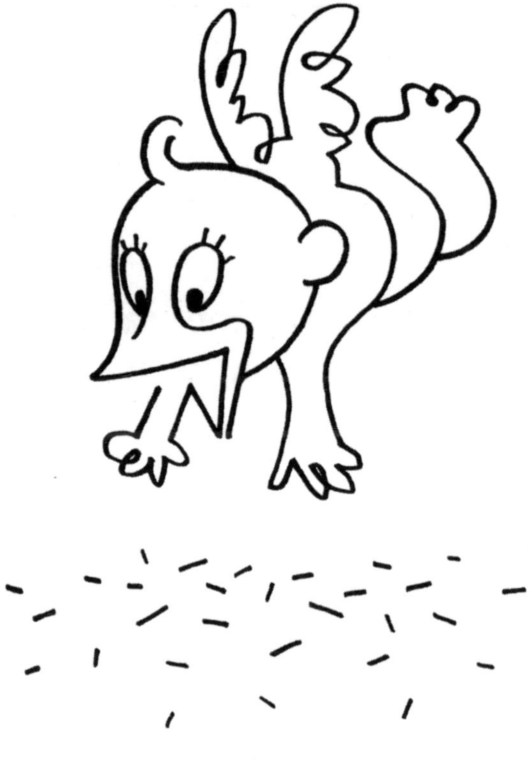

Ele sorriu bem aberto e disse:

— Ótima idéia. Eu vou pegar o alpiste e espalhar um bom bocado aqui no chão — e ele pegou o alpiste e começou a espalhar um bom bocado ali no chão, à volta da Pipoca. E Pipoca olhando...

Eu pensei: "Vou pensar durante alguns segundos antes de ponderar com ele que o pediatra não me tinha dito nada sobre alpistes para a Pipoca". E cocei a cabeça, e comecei a pensar, angustiado, e cocei a cabeça de novo, e antes que eu abrisse a boca, o meu pai completou:

— É para os pássaros... Pipoca vai adorar ver os pássaros...

— Claro, claro... — e soltei o ar. — E você imagine, pai, que eu cheguei a pensar que...

Não concluí. Já tenho a minha croniquinha sobre o pai do pai-trancs. Preciso só encontrar para ela um final.

25

Da descoberta do fogo

Nosso maior orgulho: meu e da Pipoca

Pipoca, há um filme muito diferente e muito bonito chamado *A guerra do fogo*. O filme junta todas as histórias que provavelmente vivemos quando ainda estávamos morando em cavernas; quando ainda não falávamos o que se chama uma linguagem articulada (exemplo: lin-gua-gem-ar-ti-cu-la-da), mas falávamos desse jeitinho aí, que é o seu modo de falar (exemplo: Maaauuunnncshiiizzz!!!); quando ainda não fazíamos mais nada além de caçar, de comer o que caçávamos ali mesmo na hora, cru, cru, e de dormir para, no dia seguinte, voltar a caçar, mais e mais, dia após dia. Comíamos tudo cru, cru, porque não sabíamos como fazer fogo, e mesmo alguns de nós, muitos, não sabíamos sequer o que era o fogo, porque nunca tínhamos visto um. O filme *A guerra do fogo* conta a história de duas tribos de homens das cavernas: uma mais adiantada que a outra, porque uma sabia como fazer o fogo, e a outra não sabia nada, só sabia caçar, tremer de frio e fazer beiço de quem está a tremer de frio.

Resolvi falar desse filme, porque uma das cenas que mais me emocionaram apresenta um homem e uma mulher sentados um diante do outro. Ela decide, então, ensiná-lo a fazer o fogo. Faz um sinal pedindo a ele que preste atenção, do mesmo modo como eu pedi a você, Pipoquinha do meu coração, que ficasse quietinha e fosse comigo, no meu colo, para a frente do spêi[23] do banheiro. Ela, em seguida, junta umas folhinhas secas, que coloca por cima de uma pedrinha. O homenzão à frente dela olhava para tudo aquilo que ela fazia com uma atenção igual àquela com que você olhou para mim e para o que eu fazia na pia, no quase escuro em que estava mergulhado o nosso banheiro naquela noite.

Ela pega, então, uma varetinha fininha e começa a esfregá-la, rodando-a, com as mãos em palma, de um lado para o outro, sobre a pedrinha cheia de folhas secas. O homem, barbudo e grandalhão, olhava para ela com a testa enrugada e cheio de curiosidade, mas também cheio de desconfiança. Olhava para ela do mesmo modo como você olhou para mim, que tentava, segurando-a no colo e na penumbra, riscar um fósforo meio molhado e aproximá-lo daquela grande

23 | Também chamado "espelho". Ver croniquinha Da sopa feroz.

vela verde sobre a pia do nosso banheiro. A moça tanto esfregou que conseguiu, afinal, o calor suficiente para uma fagulha, que ela assoprou, sob o olhar assustado do homenzão, e fez pegar nas folhinhas secas uma chama. Do mesmo modo fiz eu, que consegui, enfim, um palito seco e o risquei na caixa de fósforos, produzindo uma chama que, então, aproximei do pavio da nossa vela verde e vi nascer outra chama, esta bem mais resistente e duradoura — uma chama um pouco menor do que aquela que pegou nas folhinhas secas da mulher das cavernas e deu em uma pequena labareda, que se transformou, sob o olhar arregalado e admirado do homem, em uma bela fogueira.

E você, Pipoca, quando se viu a si mesma diante do espelho, iluminada somente pela chama delicada e duradoura daquela vela verde que eu coloquei bem na nossa frente, sorriu o mesmo sorriso daquele homem barbudo e grandalhão. Diante daquela bela fogueira que iluminou toda a escuridão à sua volta, uma escuridão que ele nunca antes tinha visto iluminada, o homem, rindo e molhando os olhos, transformou-se numa criança.

26

Da primeira ida à praia

Ou o beijo na areia

Fomos à praia, a bela-e-supimpa-mãe-gatinha, Pipoca-Lili-Cuinha-Flips e eu, este pai-trancs que vos escreve. A idéia foi minha, e dela comecei a desistir, em silêncio e clandestinamente, logo ao sair de casa. Mas estavam tão animadas as minhas meninas, os meus dois amores, que decidi também me animar. A idéia, afinal, fora minha.

Mal pusemos os pés na rua e eu pensei: "Está muito sol e já é tarde e esse vento e eu não sei, não...". Pensei, mas não disse. Logo em seguida, disse: "Está muito sol e já é tarde e esse vento e eu não sei, não...". Nenhuma das duas me deu bola.

Decidimos ir de táxi e lá entramos com duas mochilas — preparadas por mim e cheias de "entretantos" e de "porventuras" que nunca iríamos usar na praia — e também com uma piscina inflável, que não consegui esvaziar e quase que não cabia no táxi do moço. A mulher-bonita-e-cheia-de-encantos ainda quis levar um lençol de casal, "sobre o qual colocaremos a Pipoca", disse-me ela, feliz, feliz por estar a família quase toda a ir à praia.

Mal pôs a família quase toda os quatro pés na areia, e Pipoca já balançava os dela no colo da bela-e-supimpa-mãe-gatinha, balançando também os bracinhos e, ao mesmo tempo, soltando gritinhos de júbilo diante, não de todo aquele mar azul que à frente dela se descortinava, azulando ainda mais os seus olhos, mas sim diante da visão da mamadeira cheia de suco de laranja-lima que eu, descuidadamente, segurava bem à sua vista.

Sugeri à bela-mulher que fugisse para a beira d'água com Pipoca e assim a fizesse esquecer-se da laranja-lima. Feito. Saíram as duas a correr, uma no colo da outra, Pipoca a gritar Maaauuunnncshiiizzz!!!, e eu fiquei atrás olhando... a mulher-bonita-e-cheia-de-encantos, cada vez mais bonita e cheia de encantos, e ainda por cima com aquele biquíni por cima e aqueles cabelos soltos e aquela cor, e eu ali parado, segurando uma mamadeira cheia de suco de laranja-lima... "Roubo-lhe um beijo", pensei. Mas eu tinha antes uma missão: a praia. E, com o peito cheio de ar, a cabeça levantada, os olhos bem abertos e o espírito inundado de perseverança e de estoicismo, avancei para a areia.

O sol está forte, mas ela está de chapéu, e de que adianta o chapéu? Ela não fica, não consegue ficar parada no meio do lençol, ela quer sair do lençol, mas fora do lençol há a areia, e será que ela pode se encostar na areia? Claro que pode, desde que não a coma, e além do mais ela olha fixamente para a areia, e eu ainda não consegui beber a minha cerveja, ela saiu de novo da sombra da barraca, isso é porque no sol é mais quentinho e a areia é mais brilhante, a areia é bem suja, a areia não é nada suja, tiramos ou não a fralda? Olha ali um peixinho morto... Tira de perto! Tira de perto! Ela vai comer a tampinha da garrafa d'água, ela devia é ficar pelada, mas esse vento aí, e também está muito sol e já é tarde e eu não sei, não, e se ela fizer coquitos? Mas eu sempre imaginei esta cena com ela pelada, eu também, mas a pelada, na minha cena, é você. Ela riu e depois ficou séria: vai ser difícil mantê-la fora da areia, e então a mulher-bonita a retirou de cima do lençol e a colocou direto no chão, quero dizer, na areia.

Contemplei a felicidade de minha Pipoca-Flips diante daquele negócio branco, mole e esfarelento que ela nunca antes tinha visto, e me perdi naquela contemplação. Olhe! Olhe! Mulher! Mulher! Ela está comendo a areia! Já está na segunda porção! E por que é que você não impediu? "Por que é que eu não impedi?", perguntei a mim mesmo enquanto ensaiava uma visão de mim mesmo de longe: um sujeito com uma carinha triste e mal-humorada, que ainda não havia conseguido sentar, carregando em uma mão uma cadeira alugada, uma piscina de plástico inflada, duas mochilas e uma segunda barraca; na outra mão, uma mamadeira de suco de laranja-lima, duas latinhas de cerveja e um coco já cortado e com o canudinho dentro.

— Meu amor... — disse ela —, pegue aí a chupetinha dela. Peguei. — Meu amor... me dê aí a mamadeira dela. Dei. — Meu amor... me dê também a cerveja. Dei e aproveitei, também, para lhe dar um beijo, que pegou em cheio e se prolongou... Ôôôô... Como beija bem... Quando terminamos, lá estava a Pipoca a nos olhar com aqueles lindos olhões azuis do tio Eros e com aquela tão bem-feitinha boca de dois dentinhos — a nos olhar rindo, rindo, rindo, ela e sua bela boca, agora cheinha, cheinha de toda aquela areia branca, mole e esfarelenta da praia de Ipanema.

A idéia foi minha.

27

Do cursinho da vida

Curriculum vitae & entrevistinha

(Se a Pipoca falasse...)

Nome: Pipoca-Lili-Cuinha-Flips.

Codinomes, pseudônimos e apelidos: Picuinha, Picuícha, Cuinha, Cuícha, Cuichinha, Cuchiquinha, ex-Cuinha, Lili, Lili-maravilha, Pedacinho-fup-amado-e-flutuante, Pipoflex.

Filiação: papai-trancs e mamãe-que-é-linda-e-é-só-minha-e-de-mais-ninguém.

Data de nascimento: dia de lua minguante, dia mundial do tradutor, dia internacional da navegação e dia de São Jerônimo.

Endereço: a casa da mamãe-que-é-linda-e-é-só-minha-e-de-mais-ninguém e do papai-trancs; a casa da vovó-Picãozinho-toda-charmosa-e-faceira e do vovô J.-todo-ele-carinhos; a casa da vovó-Birigüinha-doce-como-quê e a casa do vovô J.-que-sempre- pergunta-por-ela-e-enche-os-olhos-de-brilho; além, é claro, da livraria- querida-do-mundo-trancs.

Principais atividades: acordar, rir, chorar, mamar, coquitar, comer, dormir, sonhar.

Demais atividades: esfregar os olhinhos, fazer xixiiiiiii, balançar os bracinhos, andar de carrinho, observar, encarar qualquer um, colocar o mundo na boca e chupar, almoçar muito, comer sobremesa, chorar quando acaba a sobremesa, dormir a *siesta*[24], passear na livraria-querida-do-mundo-trancs, ir para as casas das avós, tomar banho rindo, jantar muito, comer sobremesa, chorar quando acaba a sobremesa, brincar, berrar de sono, cair no sono, sonhar com o papai-trancs e com a mamãe-que-é-linda-e-é-só-minha-e-de-mais-ninguém.

Data marcante: o dia em que o papai-trancs lhe deu a primeira sopa, que, por sua vez, gerou a primeira croniquinha, Da sopa feroz, que deu origem à série.

Do que se orgulha: de ter descoberto o fogo.

O que gostaria de saber: a origem do nome Picãozinho.

O que gostaria de ter visto: a cara do papai-trancs quando viu cair a calça da amiga grávida da mamãe-que-é-linda-e-é-só-minha-e-de-mais-ninguém.

24 | Sueño que se duerme por la tarde.

Do que mais gosta no mundo: da papinha de fruta das tardes sem lei.

Três amigos do peito com quem dorme: o Paul (o polvo vermelho), o Hipólito (o hipopótamo amarelo) e o Sabino (o sapo verde).

Do que mais tem medo: do Homem de Areia.

Um nome bonito: Picuinha.

Um homem bonito: o papai-trancs-só-pra-mim.

Prato preferido: aquele com três divisões, uma grande, com o elefante Ernandes e a lagartixa Jurema, e outras duas pequenas, com a baleia chamada Baleia e o sapo Sabino.

Qual sapatinho prefere: o sapatinho laranja com sola branquinha.

Do que abriria mão: das instruções para engatinhar.

O que gostaria de provar um dia: o alpiste do vovô J.-que-sempre-pergunta-por-mim-e-enche-os-olhos-de-brilho.

Principal característica física: os olhos azuis do tio-avô Eros e a cara do papai-trancs.

Do que se arrepende: do ataque ao Bu-Bu.

Do que não se arrepende: de ter puxado a ponta da cordinha da calça da amiga grávida do papai-trancs e da mãe-que-é-linda-e-é-só-minha-e-de-mais-ninguém.

O que gostaria de ganhar de aniversário: uma língua-de-sogra e um chapeuzinho de risquinhos azuis.

O que gritaria aos quatro ventos: Maaauuunnncshiiizzz!!!

28

De uma manhã diferente de todas as outras

Ou as palavras do povo dogon

Amanhã de manhã, disse eu à mulher, é a manhã em que escreverei a última croniquinha do livro. Quero que seja uma croniquinha diferente das outras, porque o dia de amanhã vai ser todo ele um dia diferente-como-outro-qualquer.

Amanhã de manhã, dizia eu, não vou me levantar resmungando, não vou me fazer de desentendido quando a Pipoca der o seu primeiro gritinho matutino Maaauuunnncshiiizzz!!!, não ficarei torcendo para que o sol demore a subir e o galo demore a berrar, não me espreguiçarei durante doze minutos antes de abrir as janelas de par em par e sacudir-te a ti, mulher, ou deixar-te dormir mais um "cadinho", olhar os pássaros a cantar e o céu a se abrir para mais um dia-diferente-como-outro-qualquer...

Amanhã de manhã, continuei, vou querer somente pegar na tua mão, dar-te o teu chapéu de bolinhas vermelhas, colocar o meu de risquinhos azuis, empunhar contigo as nossas línguas-de-sogra multicoloridas e entrar ao teu lado no quartinho da Pipoca — onde a encontraremos já de pé a gritar Maaauuunnncshiiizzz!!! e sem desconfiar de nada. Então, sapecaremos nela dois beijos, dançaremos à volta do berço a chamada "Dança da Volta ao Berço", daremos pulinhos de modo alternado, sopraremos com impetuosidade as nossas línguas-de-sogra e cantaremos juntos o "Parabéns pra você", desejando à Pipoca muitas felicidades e muitos anos-trancs de vida boa...

Pipoca-ela-mesma não vai entender nada, e terá ela muita razão: amanhã de manhã é a manhã de um dia como outro qualquer, mas será diferente porque Pipoca terá um ano de vida, e eu vou escrever a minha última croniquinha, e a minha última croniquinha vai ser a historinha que vou contar a ela, pela primeira vez. É uma história que quero contar a ela muitas vezes, estando eu e ela em diferentes idades, e de diversas maneiras... O meu presente de aniversário para a Pipoca.

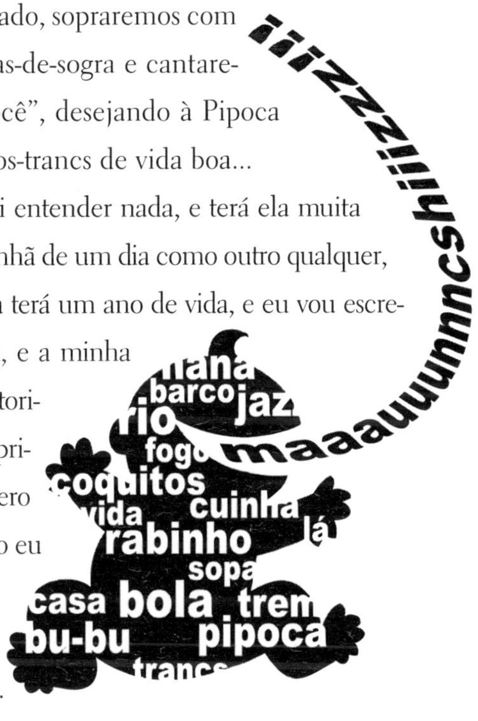

Historinha:

Era uma vez, um povo chamado *dogon*. Os *dogon*, Pipoca, são um povo do continente africano, um povo cheio de histórias. Conto aqui uma delas.

Os *dogon* acreditam no seguinte e conduzem as suas vidas a partir dessa crença: a de que uma pessoa nasce com um punhado de palavras dentro da barriga e, ao longo da vida, vai falando e vai gastando as palavras que tem lá dentro. A barriga de um *dogon* é uma bolsa com palavras. Quando todas as palavras acabam, o *dogon* despede-se e morre. E é por isso, dizem os *dogon*, que os mortos não falam...

Os jovens *dogon* costumam reunir-se à volta dos velhinhos *dogon* que estão se despedindo, na esperança, às vezes correspondida, às vezes não, de que os velhinhos tenham deixado para a despedida as suas mais importantes palavras, aquelas que, por serem as esclarecedoras do mistério ou dos mistérios da vida, ficaram por último — ou, por outra, aquelas que, por serem as últimas, serão as esclarecedoras do mistério ou dos mistérios da vida.

Às vezes, nem a própria pessoa as conhece, essas últimas palavras. Às vezes, não é nada senão um suspiro, ou um muxoxo, ou um espirro, ou uma história engraçada... Imagine, Pipoca, uma roda de jovens *dogon* sentados à volta de um velhinho *dogon*, já quase sem palavras, no meio de uma noite fresca... Os jovens *dogon*, ávidos e atentos às últimas palavras do velhinho *dogon*, seguramente as mais importantes, aquelas destinadas a acompanhar o último suspiro, desejam tudo na vida, menos que o último suspiro venha sozinho, em silêncio, nada mais que um sopro... Eles desejam que as últimas palavras do velhinho *dogon* sejam aquelas referentes Aos Grandes Assuntos Insabidos Deste Mundo; que sejam alguma coisa do tipo: "O universo, a vida, o homem e a existência, meus filhos...". Mas, às vezes, calha de o velhinho *dogon* não conseguir concluir, porque não havia o que concluir, e eram aquelas, e não outras, as suas últimas palavras, assim mesmo, incompletas.

Às vezes, não. Às vezes um jovem *dogon* pergunta a um velhinho *dogon* qual é, afinal, o sentido da vida, e ele diz, se tem ainda algumas palavrinhas de reserva (nunca se sabe), que o sentido da vida é simplesmente aquilo que se vai perdendo à medida que se vive, ou, em outras palavras (temos muitas), o importante é seguir vivendo, porque o sentido a gente vai encontrando e vai perdendo e vai encontrando de novo mais à frente.

Também acontece, às vezes, de um ou outro jovem *dogon* experimentar afastar-se um pouco da roda e abrir bem os ouvidos, não apenas para as palavras dos velhinhos *dogon*, mas para os gritinhos assustados e impacientes das crianças *dogon*, essas sim donas de todas as palavras, não das últimas e graves, mas das primeiras, frescas como a noite . FIM

Este livro foi composto pela Costa Aguiar Desenho Gráfico e impresso em offset pela RR Donnelley América Latina sobre papel Pólen Bold 90 g/m^2 da Cia Suzano de Papel e Celulose. Foram produzidos 3.000 exemplares para a Editora Planeta do Brasil em outubro de 2003.